癒されざる者

健やかなるを歓び、病めるものを癒せ

ドクター　ベンジャミン・鈴木

明窓出版

はじめに

初めまして三宮（仮名）と申します。

「病院にかからない健康法」拝読しています。現在は30才、男性、無職です。（この手紙は母の私が代筆いたします。）

息子はアトピーですが、1歳から発病しました。ステロイドを体に塗りました。体中がかゆい。血だらけのシーツ、まともに眠れない。実に長いアトピー人生です。

成人からアトピーも重症になりまして全身へと広がりました。顔からも血が流れます。耳たぶからも血が流れ、頭の中も血が流れるのです。毎日ステロイドを全身に塗り、かゆみを抑える生活です。改善するどころかステロイド依存症になりました。ステロイドがないとイライラが始まり、蹴っ飛ばします。ステロイドを中止しますと黄色い汁が流れるのです。皮がボロボロと床に落ちるのです。強いかゆみと真っ赤な炎症の痛みで眠れないのです。そして、またステロイドに手を出すのです。

ステロイドの本数も1ヶ月で30本〜40本へと増量されるのです。アトピーが治る日は来ません。ステロイド増量の日を迎えるだけです。

そして、実はアトピーと統合失調症を併発しています。24歳頃から、少しづつ妄想が強く出ました。ヤクザにからまれた、近所の人が悪口を言っていた……内科へ行きますと「不安神経症」ですと言われました。

26歳の頃、妄想が強く出ました。隣の人に自分の家が奪われると勝手に思い込みました。そして、自分のブロック塀の上にレンガを並べてみたり、プランター（植木鉢）を並べました。隣の人が怒って、精神病院へ入院になりました。統合失調症と名がつきました。

入院中は抗精神薬のリスパダールで一応は妄想が止まりました。6ヶ月入院しまして自宅に戻りました。3ヶ月～4ヶ月までクスリを飲んでいましたが、本人の意志でクスリを中止しました。そして、8ヶ月ほどたった頃、妄想が出ました。

高校時代の不良が家の中に入ってくる、不良から電話がかかってきた……などとやはり勝手に思い込みました。そして、自分の家には住みたくないと決心して、ライターで布団に火を付けました。隣の人が火を見て、また精神病院へ入院しました。4ヶ月入院しました。クスリはリスパダールです。

退院をしまして自宅へ戻り、クスリを6ヶ月ほど飲みました。そして本人の意志でクスリを中止しました。4ヵ月後にはまた妄想が出ました。

中国の兵隊が攻めてきた、その兵隊に向けてビール缶、空き缶、ペットボトル、ビール瓶を前の人の庭に投げました。そして精神病院へ入院しました。現在は入院中です。

先生の本の中には決して摂ってはいけない飲料、食品が掲っていますが、それら禁止のものを平気で飲んだり、食べたりしていた生活でした。病気の人生になったのは当り前のように思えるのです。必要な食品を身体の中にとり入れていませんでした。本人は食物と病気のつながりは関係ないと決めています。クスリを中止したから再発したと決めています。

統合失調症は自分のまわりの人にまで迷惑のかかる病気なのです。手におえない病気なのです。妄想が出るとそれに従って勝手に行動をして困るわけですが、本人にとっては妄想を本当のこととして受け止めています。

これ以上は自分の家のまわりの人に迷惑をかけることは出来ません。家族はジプシー生活です。入院する度にまわりの人に追い出されて自宅を転々と変えているのです。本人が入院する度にこれからも引越しの人生なのです。

妄想さえ止まればよいわけです。抗精神薬は一生飲むものだと聞いています。クスリで病気が治ったという話も聞いたことがありません。

これからは食生活を正しいものに変えます。その他にサプリメントで治したいのです。サプリメントの名前を教えて下さい。購入先も教えて下さい。サプリメントだけにしてリスパダールを中止したら、また妄想は出るでしょうか。治ったと勝手に思い込んでサプリメント中心にしたら、また妄想が出ますか。一生リスパダールやサプリメントは続けるのですか。

母の私には現在両親がいます。夫には兄も母もいます。この人々は私共に対して、運命だから諦めなさい。しょうがない。世間体が悪い。結婚話もこわれてしまう。同じ市内に住んでいられたら困るから県外へ住め、と命令してくるのです。

私の家族は、これまで多くの人々に嫌われて今日を生きているのです。全国どこへ住んでも、まわりの人から嫌われるのです。そして、県外へと追放されているのです。これ以上、生きていくのがつらいのです。夫はもう死にたい、生きたくない。本人も、もう死にたい、生きたくないと言っています。私共に与えられた運命なのでしょうか。日本は住んではいけない国なのでしょうか。

◎ 癒されざる者　目次 ◎

第1章　病める者を癒せ

1　病める者を癒せ

人体は大宇宙につながっている

「全身性エリトマトーデス」という難病をご存知だろうか。結核と膠原病とリューマチが一緒になったような、説明することすら難しい病気である。

健康に関心のある方は1912年、ノーベル賞の医学、生理学賞に輝いたアレクシー・カレルの名前はご存知だろう。

1873年生まれのカレルはリヨン大学医学部外科の助手を経て、リヨンの町医者をしていた頃、ボランティアで巡礼団の少女の付き添い医師としてスペインとの国境の聖地ルルドを訪ねたのだった。

その少女こそが「全身性エリトマトーデス」患者だったのだ。苦しむ少女を連れ夜行列車で、モルヒネを注射しながらの旅行であったが、ルルドの湧き水に身を浸した少女が劇的快癒を遂げるという奇蹟が眼前で起きたのだ。それを機にカレルは医師の仕事を捨ててニューヨークに渡ったのだった。研究者、カレル博士の誕生であった。

この事件で「ルルドの泉」は世界的に有名な聖地となり今日、ますます世界中から来訪者がやってくるようになった。「自分はリヨン大学医学部で学んだエリートである。ルルドの水を浴びたぐらいで難病の全身性エリトマトーデスが治るわけはない」と思っていた高慢なカレルは、目の前で土色に痩せ細った少女の身体がみるみるピンク色に変わって活き活きと脈打って、血液循環が始まっていくのを見て医師の生活を捨て、この奇蹟の研究者としてニューヨークのロックフェラー研究所の研究員になるのであるが、後にカレルはこう言っている。

「人間は組織、体液、意識から全体を成している。人間は大宇宙から不可分のものだ。なぜなら、大気中の酸素を必要とするし、大地の栄養を必要とするこの環境こそ宇宙そのものだ」と。

人体を基本的にパーツとして扱い、手術や解剖に明け暮れた外科医のカレルはもうそこにはいなかった。後に、彼のノーベル賞受賞のテーマは「体液が正しければ生命は永遠に生きる」であった。このテーマこそ、かつてルルドの泉の奇蹟を目の当たりにしたカレル博士の一つの結論であったといえよう。

今日の医学は人間の組織、体液、意識、栄養の4つのうち「組織」用のクスリだけを対象にしている。しかも、医師は薬品会社の作る薬の販売人とされてしまい、体液は検査会社、意識は心理学、栄養は栄養士に丸投げ。まして宇宙の話などしようものなら精神異常者扱いとなる。他方、薬品会社は自分勝手な振る舞いのために厚生行政と馴れ合って、天下りという餌で官僚さえも籠絡している。社会保険などというもっともらしいものの実体も国民からの薬代の一方的な取立てであり、使い込みに等しい5千万件もの行方不明の口座を発生させている。だから社会保険といってもこれでは薬代金の集金だけを社保庁が代行してさしあげている仕組みだということになる。

振り返れば今日の日本人はこの医、薬、官の三悪の根深さにいまだ気付かず、「消費者庁」などというあたかも消費者の味方を装った名で「製薬会社保護庁」を作り、ますます病気を蔓延させ、製薬会社の利益を助けていることに国民は目が醒めない。国民の無知無能がここまで拡がってしまった今日ではすべて手遅れかも知れない。

ほとんどの病気はサプリメントで治る

忘れもしない20数年前、私が日本を脱出したのはセレニウムを米国から輸入したとき、羽田空港の厚生省検疫課長が「セレニウムの輸入は認められない。廃棄するか、米国へ送り返せ」ということが契機だった。それまでにも、1錠当たりビタミンC1000ミリグラムの錠剤ですら、「これは医薬品だから輸入できない」と言われたり、スイスからのボトル入り野菜ジュースは、キャップが「王冠」以外は輸入できない、とされたり悪戦苦闘だった。「セレニウムはとり続けると胃に穴があく。これは薬品であることの証拠であって、食品ならば食べ過ぎても安全なはずだ」というのが検疫課長の弁だった。馬鹿馬鹿しい話である。

先日、日本のある健康通信誌のコピーが送られてきたが、その中に2つの興味ある記事を発見した。1つは厚生労働省の検疫所においてアメリカからの輸入で、違反131件が発見されたという。その内容は、シトルリン、システイン、セレニウムなどだ。つまり20数年経った今日でも、アメリカではもっともポピュラーなミネラル『セレニウム』が日本には輸入できないのだ。シトルリンもアメリカの家庭用通販雑誌でよく売られている平凡なアミノ酸だが、日本では法律違反であり、輸入禁止だ。しかし、日本国内ではは協和発酵株式会社がドンドンとシトルリンを製造し、それの健康食品を販売しているのだ。これでは国内のメーカーと厚労省が天下り要員の受け入れなどで不正につながっていると見られても仕方がない。システインも、今や肺、肝臓をはじめ、すべての健康保持に最も期待されているアミノ酸である。因みにセレニウムは、強力抗酸化ミネラルとしてガン治療には欠かせないし、シトルリンは血液循環を促進するので心臓病をはじめ、脳梗塞、脳血栓に欠かせない。システインはC型肝炎などに必要なグルタチオンの前駆体であり、グルタチオンは免疫用サプリ№1だ。

こうして見てくると、今や「ほとんどの病気はサプリメントで治る」と言っても決して過言ではない。ということは、だからこそ優れたサプリメントの輸入は禁止なのだ。これはもう薬品会社の権益を守り、自分らの天下り先を確保するためとしか言いようがない。しかし政治家はよーく考えた方がよい。こうしたサプリの市場開放こそは景気の上昇に一役買うし、商業の機会をどんどん増やすし、反面、医療費を大幅に下げることができるからだ。もう一度言う。今やほとんどの慢性病はサプリメントで治るのだ。一つのはっきりした明白な事例を挙げよう。今、集団訴訟で政治問題になっている「肝炎」

も、システインとグルタチオンとライソザイム酵素を使って治すことができる。新型インフルエンザ・ウイルスにも対応できる。一刻も早く、〝病める者〟を救えるのだ。しかもこれらは共にアメリカ輸入のインチキな薬剤やウイルスによってひき起こされたという。困ったものだ。

さて、前掲のセレニウムはどうなったか？　検疫課長の言い分は、羽田空港で廃棄するか、米国へ送り返すか、である。ここで私はハッキリと名を出して申し上げるが、当時の厚生族議員の№1であり、厚生大臣も勤めた橋本龍太郎氏に頼んでみた。彼の秘書が厚生省の本省へ電話し、本省から羽田検疫所に指示がいったのであろう、「貨物はお渡しするので、すぐ引き取りに来て下さい」と羽田から連絡があったのは翌日のことであった。その上、こんなことが何回も繰り返されたのである。私は日本でのビジネスに失望した。日本を脱出する決意を固めた。１９８７年の事である。

今や日本人の貧困率は15・7％という。特に60歳以上の老人の53％はやっと生きている、極度の貧困のため病院にも行けない、という。誰が、この老いて病む人々を救おうというのか。

健康通信誌でセレニウムの他に私の目を引いたのは、日本の有力なＫ社という健康食品販売会社が今度シンガポールにインターネット通販の子会社を設立したという記事であった。その子会社を設立した理由や目的について社長の談話があった。「今後ニーズの高い2500品のアイテムから海外在住の日本人を中心に展開、将来的に世界市場をターゲットとする。アジアの通販市場は急激に拡大しているのに、日本では過剰な広告規制があったり、国の姿勢などから、日本を拠点に海外進出することは困難だと判断した」と言うのである。変質者の寄り集まりのような厚生行政で日本は潰れるかも知れない。皆が日本を脱出して病む人を救うために立ち上がってほしいと願っている私にとって、このK社の記事は本当にお祝いしたいニュースだった。

〔質問〕

全身性エリトマトーデスについておたずねします。鈴木先生の本を読ませていただき、ご指導を賜りたくお便りします。

私は昭和28年、大阪生まれ。56歳、虚弱体質、腺病質。

幼児期は風邪、おできがたえず、ショウコウ熱で町中（電車や幼稚園も）消毒で大騒ぎさせました。

当時は、一般には伝統的な日本食が食べられていましたが、私は肉、卵を多く摂り、牛乳を水代わりに飲むという食事でした。その結果、アレルギー体質、重度の冷性、重度の肩凝り。中学の頃には1ヶ月間微熱が続き、首が腫れ廻らなくなり、日赤病院通い。重度の便秘（薬をのまなければ20日間出なかった）。高校の頃、リュウマチになり、鉛筆も、湯呑みも持てなかった。

28歳、妊娠中毒症になり、19時間腎臓機能がなかなか戻らず、約1年高血圧が続いた。1720gの長男出産。

31歳、膠原病、顔に葉形のはれものができ、「お岩さん」のようになった。

40歳、子宮ショウ膜下腫瘍（4.2x3.6㎝）、この時から田舎暮らしで自給自足的生活を決意した。現在も田、畑、薪風呂、薪ストーブの生活。都会には住めなくなり、田舎に引越した。

それまでは親と一緒の病院通いであったが、手術と点滴で死ぬなら山で野垂れ死んだ方がよいと考え病院の薬は一切止めた。今は、食事療法、民間自然療法に徹底、集中して暮らしている。

Dr．鈴木のどのサプリを摂るべきか教えて下さい。

2009年10月1日（三重県熊野市　Y．K）

〔答え〕

ＦＡＸレターを拝見しました。結論として、私の製品の中から①M10―8D・Pと②M10―8セルサポート③M10―8P・Aの3種類をお勧めします。

①M10―8D・Pはキトサンオリゴ糖にライソザイムを高比率で加えており、グルタチオン、ビフィズス、システインから作られているパウダーです。小スプーン2分の1盛りをあなたが毎日飲む豆乳に混ぜて飲んで下さい。1日に朝、晩2回です。

②M10―8セルサポートは免疫用のサプリメントです。システイン、グルタチオン、S．O．D．やカタラーゼ酵素などはきっとよい結果につながるでしょう。1回2カプセルづつ、朝、晩2回摂って下さい。

③M10―8P・Aは80種ものフルーツ、野菜、穀物などの酵素です。これもあなたに必要なものです。オリーブ油と混ぜてパンにつけてお召し上がり下さい。私はたくさんの人に「免疫ダンゴ」という名で、このM10―8P・A（別名〝天使のパン〟という名です）と①のM10―8D・Pを混ぜてオリーブ油かグレープシードオイルでこねて団子状かペースト状にして食べて下さい、と申し上げています。おいしく飽きずに食べられるからです。

私の製品は約80種類あるのですが、まずはこの3種類で様子をみましょう。あなたが書いている食事内容などはすべて満点です。そのまま続けて下さい。

〔2週間目の経過報告です〕

M10－8D・P、M10－8セルサポート、M10－8P・Aの3点を飲み始めて約2週間です。5日目位から便がとてもよく出るようになりました。（ホントに！）

緑がかった堅い便でしたが、黄茶色で柔らかい便がスルスル出ます。「ああ、こんなに気持ちいい！」という感じです。

普段、車の運転時間の長い日（往復8～9時間）が多く、最近は家へ帰る時、頑張りがきかなかった（途中で時々停めて眠りながら、時間をかけて帰ります）。でも最後の1時間、2時間が無理なく持続できます。体が軽いです。嬉しいですね。有難うございます。

（三重県熊野市Y・K）

2　五月のアスパラガス

万葉集に「彼方《おちかた》の赤土《はにう》の小屋にひさめ降り床さえ濡れぬ身にそへ吾妹《わぎも》」という歌がある。（万葉集　巻十一）

心して読もうとすれば誰にでも大意はわかるものだが「赤土でぬり込んだ粗末な小屋。氷雨が吹きこんできて寝床も濡れてしまった。さあ、もっと私の近くへ来なさい、暖めてあげるから、わが妻よ」という意味である。

イラン、イラクそしてアフガニスタンなどの中東諸国に似て、まるで日本人のルーツを教えているように日本の古代の家屋も泥を固めて作られた赤土《はにう》の粗末な家で、後にこれが「埴生の宿」という歌に詠まれたのだった。しかし、そんな粗末な家に住んでも何と心暖まる二人の暮らしであることか。

先日カリフォルニアのあるご婦人から電話があった。

夫は肺ガンであり、詳しい検査を受けるようにと幾度もあちらの専門医、こちらの病院とタライ廻しにされて、ようやく近く手術を受けることが確定したという。しかし、このご婦人の悩みは、手術を受ける身であるにも拘わらず夫が酒も止めず、ステーキを食べ続け、乱暴で、少しも言うことをきいてくれない人だということなのだ。聞いているうちに私はなかば呆れて、腹が立ってきた。そこで私は「一体あなたは私から何を聞きたいのか。毎日ステーキを欠かさず、一日3回ウイスキーを呑む人がガンの手術を受けても常識的には治癒する見込みは考えられない。あなたも内心では、ご主人が亡くなってもいいと思っている筈だ」とつい言ってしまったのだが、彼女は「私は手術も反対だけれど、主人が手術を受けるというのだ。言い出したらきかない人だから手術は受けさせるが、できる限り手術による後遺症、薬剤治療の副作用などを防げるようにサプリメントを摂らせたい。こういう人だからサプリメントなんか素直に摂らない、本人が気付かないように食べものに姿を変えて与えるというような方法はないものでしょうか？」という話だった。私には、いつもいつも自分を困らせてきたこの男の生命を、どうにかして救いたいと念じているご婦人の気持ちが痛いほど伝わってきたのだった。つまり、ご婦人は夫を愛しているのだ。私は「奥さんの言うこともきかない男なんかどうでもよいではないか」と思った自分が恥ずかしくなった。

「4月のアスパラは私が食べる。5月のは主人にやり、6月のはロバにやる」というスペインの古い諺のように、ほんとうは美味しく滋養によいものはまず第一に夫に食べさせるのが妻の愛なのだと思い知らされたのだった。

特殊なサプリメントだと悟られず、知らず知らずについ食べてしまうような免疫強化剤を考えてくれまいか、という彼女の願いは実はすでに、ハワイの85才の大腸癌のご婦人にも召上っていただいて、その驚くべき効果は立証されていたので、「同じものを試されますか」との私の質問にぜひお願いしたいとのことだった。

その詳細をここでは省くが、それはニューヨークの癌専門医ドクター・ファーシャインの提唱している肺ガン、肝臓癌に特効を有するNACとグルタチオンである。次にセル・サポート。次にいよいよ本命の「免疫ダンゴ（ペースト）」である。それはまず80種類の果物、野菜、穀物を醗酵させたミラクル・エンザイムの決定版「M10―8P・A（別名・天使のパン）」を大スプーンに1杯、市販のきな粉を同じくスプーン山盛り1杯、そして今度はキトサンD・Pを小スプーン半分。これら3つの材料をオリーブオイルでよくかき混ぜるとでき上る。好みに応じてウルトラ・グリーンという野菜パウダーを混ぜるとなおよい。オリーブオイルは多すぎてはいけない。

これで柔らかいペースト状か、ダンゴ状のものができる。トーストに塗りつけてもよいし、そのまま口にしても非常においしい。それはまるでグルメレストランの格別の秘伝ペーストともいえる程だ。

そして、あとは何もない。ただ、「免疫ダンゴ」を1日2回か3回食事として召上っていただく。これだけである。

ハワイの独り暮らしの85才の老婦人からの電話では腸ガンであり、更にガンは肝臓にも転移、医師は「あなたは3～4ヶ月の寿命、長くてあと半年の生命だから私には何もできない。今更手の施しようがない」と宣告されたのだという。

ガンは腸を圧迫し、やむなく腸管に人工パイプを入れて便通させているということだった。「医師は手の施しようもないからといって一切治療をしてくれないが、私としてはたとえ何ヶ月でも延命の途はないのか、とご相談したい」というものだった。

彼女が一体どんな人生を歩んで現在に至るか、ご主人はいないが、子供はいるのか、いないのか私は一切知らない。こういう時もニューヨークの有名医師ファーシャイン氏の奨める仕様によるサプリメントと、私の「免疫ダンゴ（ペースト）」が私の最後のカードだ。そして、僅か1週間が過ぎた頃、再度彼女からの電話があった。「前回、手の施しようがないといっていたドクターが、今度はガンが縮小して非常に経過がよい。これならキモテラピーに入っても良さそうだから、やろう」と言うのだそうです。「抗ガン剤治療を受けてもよいでしょうか？」ということだったのである。

「あなたを見捨てたドクターはこれならお金がとれると考えたのでしょう。弱り切っているのでキモテラピーなど受けてはいけません」と答えた。


トルコの中央部の、フリギャという地方のある丘の上にナシの木とカシの木が一本ずつ立っている。昔は豊かだったこの土地はなぜか今は沼地に変わっていた。

この村が栄えていた頃、ジュピターの神とその息子のマーキュリーが疲れた旅人に姿を変えて、この村を訪れた。

二人は一夜の宿を求めて一軒一軒まわったがどの家も二人を追い払ったのだった。何と思いやりのない村人かと神さまは腹を立てた。彼等が最後に訪ねたのはピレモンとバウキスという老夫婦の住む粗末な赤土づくりの農家だった。

二人は旅人を迎え入れると炉のそばに座らせシチューとワインを出して「貧しいもてなししかできないがどうぞ召上って下さい」と言った。やがてピレモンとバウキスは旅人にワインを注いでも注いでも、すぐにボトルが1杯に充たされるのをみて、この旅人はきっと神さまに違いないと思った。翌日、神さまは老夫婦を慰めて「疲れた旅人を家に招き入れたのはお前たちだけだった。村には大いなる天罰が下るだろうが、お前たちは私たちについてきなさい」といって丘の上に行くと、そこからは村全体が湖に沈み自分たちの家だけがその姿を神殿に変えて残っているのが見えた。

「心がけのよい老夫婦よ。お前たちの望みを言ってみなさい。どんな望みも叶えてあげよう」

二人は考えて、「私たちはここで幸福に暮らしていましたから、これからもあの神殿の管理人にさせてもらえれば、あそこで死にたいと思います。死ぬときは私が妻の死を見なくてもすみますように。妻が私の死を見なくてもすみますように、とお願いしたいのです」

ピレモンとバウキスの願いは叶えられ神殿の管理人として永く暮らした。

その日も二人が丘の上を散歩して楽しく話し合っているとピレモンの顔や肩に緑の葉が落ちてきた。バウキスの顔や肩にも葉が落ちてきた。いつの間にか二人の身体を樹の皮が覆いはじめ、二人は二本の木になった。今日でもフリギャにはこの二本の木が立っている。

四月のアスパラガスはまだ早いから私が食べる。夫には最も栄養に満ちた五月のアスパラガスを食べさせよう。六月のアスパラガスはもう古く、堅くなってしまっておいしくないからロバに与えよう。共に生きることは互いを支配することではなく、従順であることだ。

この頃は政治家も経営者も、そして文学者までもが「共生」という語句を安易に口にする。しかし、「共に生きること」は易しいことではない。ピレモンとバウキスのように生き、彼等のように死ぬことはもっと難しい。

3　麗しき母の肖像――マダム・ヴィヤール　アシッセ――

今年もまた、敗戦の日がやってくる。あの頃、毎日何が起きたのか、どんな人がどんな発言をし、どんな生き方をしていたか、大方は忘れてしまったのだが、憶えているのは毎朝登校すると机の隣同士の子と向い合って、先生の掛声と号令で互いに相手の頬を平手で殴り合うことで一日が始まったことである。力をこめて思いきり叩くと相手も叩き返してくる。余りの痛さに手加減すると先生に直ぐ見破られて怒鳴り声が飛んできた。「手加減するな、目一杯叩け！」何十年経っても、子供が心から信頼できるその山崎先生という名の先生は決してもう現れなかった。肺病を患い海軍を除隊させられて、やむなく学校に戻ってきた山崎先生は「平手ビンタの朝礼で立派な大日本帝国軍人になれる」というのが信念だったのである。

アメリカ軍の爆撃が激しさを増して、田舎の村に疎開しなければならないという日が近づいてきた。空襲が何回も続き、そして戦局は隠し切れないほど悪化して行った。ある日、子供の目にもそれとすぐ判るイギリス兵の軍服を着て、ヘルメットを背負った4

名の軍人が後手に縛られて、繋がれて歩いて行くのを見た。何も食べさせられていないのか全員がフラフラと今にも倒れそうに歩くのだが「真直ぐ歩け！」と叫んでムチが飛んだ。今にも崩れ落ちそうになっている人たちに、えらそうに怒鳴っていたのは、どういうわけか日本の憲兵ではなく、兵隊でもなく、奇異なことに当時の巡査だったことだ。犯罪人だと決めこんで警察の管理下におかれたのだろうか。捕虜となったあの4人の兵士はその後どうしたのだろう。ともかく、私は今日でも警察や警官が本能的に嫌いだ。警官というものは決して庶民のための存在ではないと知ったからだ。

私が今も忘れられないのは、当時日本中に網の目のように張りめぐらされていた町内会の会長だった父が、いつも非協力的だという理由でまるで特高気取りの巡査がやってきてはイチャモンをつけていたことを知っている。しかし、剣道の高段者であり、日本刀のコレクターでもあった父には結構たくさんの兵隊さんたちのファンもいて、そうした兵隊が居合わせると警官はものの見事に殴られて逃げ帰って行くのを見たものだ。その後も移動命令がない限りは、駐屯部隊から遊びにやってくる兵隊さんの数が少しずつ増えていったのは、実は一人一人に何かと世話を焼いた母のせいだったことを私は知っていた。

　そして、それは１９４３年（昭和18年）のある寒い冬の夜だった。台所で夕食の後かたづけをしていた母のそばで、私は裏木戸を誰かがドンドンと叩く音を聞いた。母に促されて私が裏口を開けると、粉雪混じりの寒風が容赦なく吹き込んできた。そして、暗闇の中には菰むしろを頭から被り、髭だらけの男がヌッと立っていて、ギョッと驚いている私を見るなり「こはん（ご飯）少し、こはん少し」と言って両手を擦り合わせて祈るような格好をした。幼かった私にもそれはすぐに判った。「アッ、この人は朝鮮人だ（当時は皆こう呼んでいた）」この人たちは悪い人たちだと教えられているが、お腹が空いて泣きそうになってご飯が欲しい、と頼んでいる。ほんとうは可哀そうな人なんだ。急いで母のもとにとって返すと「朝鮮人がご飯くれ、ご飯くれと言っている」と告げた。母はドンブリほどの大きな木の椀に山盛り一杯の飯と漬物を添えて「ハイ、これ持っていってあげて」と言ってくれた。子供ながらに本能的に母の思いやりに興奮していた、というのも「敵国人や逃亡者を見たら直ちに報告せよ、決して助けるような事をしてはいけない」という命令が、子供にさえ周知徹底させられていたからだ。母は平然とこの命令を無視したわけで、子供心に、なぜか母の姿が輝いて見えたものだった。

　椀を受け取るとその男は「ありがと、ありがと」と言って激寒の闇夜に逃げるように消えて行ったのだった。

当時の我が家の前は市電の電車道が走り、背後には何件かの住宅が連っていたが、その住宅群を通り過ぎれば野菜畑が続き、そして畑の向うには汽車線路が何本も走っていた。線路を越えると、そこは倉庫が立ち並んでいた。「あの吹雪の寒夜、あの人は一体どこに腰かけて風や雪を避けてあの椀飯を食べたのだろうか。あの人は朝鮮のどこから来たのだろう。家族に会いたいだろうな。お母さんはいるのだろうか。こんな寒い夜を隠れて逃げまわっていたら死んじゃうじゃないか」と何日も心が痛んだものだった。事実、こうした朝鮮人は待遇や就労条件が約束と余りに違うといって炭鉱や苛酷な重労働先から逃亡した人が多かったのだ。

空襲もはげしくなり、食糧も乏しくなって私たちも遂に田舎へと疎開させられる日が来た。ある夜、夜間が安全だというので夜通し田舎道を歩いた。そこは街中から4～5時間もはなれた、函館カトリック修道院の敷地の宿泊施設だった。

学校へは山道を歩いて30分もかかったし、友達もいなかった。だから2日に1日は休んだ。昼も夜も、ただ時間が速く過ぎていくことだけを祈った。施設の窓からは白いソバの花が一面に咲いた畑が見えた。

寂しさに耐えられなくなって修道院の山を降りて30分、駅に着くと勝手に汽車に乗り街に帰った。腹が減って涙が出た。家に辿り着き母の姿を発見すると、もう山に帰るのは止そうと思った。戦争が終ったのはそれから間もない頃だ。武士と称して威張っていた人たちも、あのいまわしい巡査も切腹せずに生き残っていた。

間もなく私は中学生になり、戦争ですっかり身体を悪くした父が死んだ頃、あの「ビンタ先生」の山崎先生が肺の手術をしてサナトリウムで療養中という消息を聞き、一人冬山のサナトリウムを訪ねた。無茶なことをするといって後で随分と叱られた。母だけは「山崎先生元気だった？」と言っただけだった。サナトリウムでは「患者用の風呂に入って、メシを食って帰れ」とビンタ先生に言われて風呂に入ると、手術で胸がつぶれた男たちが皆んな湯につかり楽しげに談笑していた。この人たちのために、当時、もしN・アセチル・システインやグルタチオンのような強烈な抗酸化物質があったら……。もし、ライソザイムのような強いウィルス殺傷能力のある酵素があったら……。もし、キトサンオリゴ糖のような悪玉細菌の伝幡を許さず死滅させる物質があったなら……。

思えばあの時代、不平も愚痴もこぼさず、戦争を、夫の死を乗り越え、子供たちを守り黙々と生きた母。朝鮮人の逃亡者やイギリス兵、そして今も会いたいあのビンタ先生。

会えなくなってもう半世紀以上の長い時が過ぎてしまった。

私は絵画が好きだ。30才を過ぎた頃から勤務先の商社を辞めて画商になろうか、とさえ思った程だから、今でもいい絵をみると飽かずに眺めずにはいられない。何十年間、良い画も、見飽きた絵も、また大作も小さな作品も買ってはまた通り過ぎていった。中でも日本の大観、アメリカのアンディ・ウォーホルなど忘れられない。ビバリーヒルズで購入してから20数年経って今だに何となく手離せない小品がある。印象派のエドワール・ヴィヤールの画いた鉛筆がきのデッサン、「マダム・ヴィヤール・アシッセ」つまり彼の母の腰かけた肖像だ。ほんの小さな直筆画だが、額装にも入れる気にならず、裸のペーパーのまま、いつも眺めてきた。

勝手に、自分の母親のイメージとダブらせているからかも知れないがそれは独り掛けの椅子に座ったヴィヤールの年老いた母の像だ。いつもこのマダム・ヴィヤールの晩年の姿を何気なく見ているうちに、私は晩年の自分の母のイメージが重なってふとマダム・ヴィヤールもアルツハイマー病を患っていたのではないかと思うようになった。

私はといえば人生の曲り角をいくつも廻って、ふと気付くと他人より何十年も遅れて栄養薬理学（Ｎｕｔｒａｃｅｕｔｉｃａｌｓ）を学ぶようになったのだが、「アルツハイマー氏病」という言葉もなかった時代の母が「脳軟化症」という名のアルツハイマー病で長い入院生活の後に亡くなったのを憶えている。マダム・ヴィヤールと私の母、2人の晩年の姿の持つイメージは、悲しみの極致を耐えながら生き抜いてきた女の寂しさが感じられてならないからだ。

近年の医学は、アルツハイマーの原因は肉や脂肪の高カロリー食やアルコール、砂糖などによる過酸化脂質だと指摘している。しかし、マダム・ヴィヤールの時代も母の時代も満足な食事も口にできない時代だった。マダム・ヴィヤールの家庭の事情はよく知らないのだが、私は母と二人きりで過ごした長い年月、戦中も戦後の混乱も、人間の裏切りも、父の死もすべて身近に見てきた者として、アルツハイマーの原因の最大のものは「配偶者の死」とか「破産」とかに代表される極限のストレスではないか、と思うのだ。このストレスが血液にどんな変化をもたらすか、だ。

こうした恐ろしいストレスから身を防御する手段はあるのか。そこにこそ私が生涯かけて開発してきたM10―8キチン・キトサンがあり、N・アセチルシステインとグルタチオンに代表される強力な酸化防止剤があり、またディメチルグリシンとビタミンE、

Ｂ６、Ｂ12、葉酸などの脳のビタミンがある。

最後に、いつも言うようにアルツハイマーの敵、電子レンジ（マイクロウェーブブレンジ）を台所から排除することが何よりも肝要である。どんな栄養剤を口にしていても、電子レンジを毎日使った食生活をしている限り、すべては無駄だということになるからだ。その日は突然やってくるのだ。

4　エルダースに聞け

イエスの死後、イエスの使徒ヨハネは遠くエフェソスの地へイエスの母マリアを伴って逃れ、100才近くまで生きた。今もマリアの住んだ館跡が教会となって残っている。ヨハネの介護のもと、マリアも100才近くまで生きたという。

また12使徒の1人ヤコブはスペインの果てイベリア半島イリヤ・フラビアで弟子たちと宣教したと伝えられているが、西暦40年頃、ユダヤの王アグリッパス一世によって捕らえられエルサレムへ送還、そこで断首された。

首は体と一緒に弟子テオドーロとアタナシオの2人によってスペインに舟で運ばれた。

それから800年の歳月が流れて、このイベリア半島西北端の地で偶然ヤコブと弟子2人の棺が発見されたのである。

碑文には「ゼベダイとサロメの息子聖ヤコブここに眠る」と書かれていたという。

イスラム教とキリスト教が互いに政権を争った歴史が続き、レオン王ラミロ一世(Ramiro)の時代、戦乱に明け暮れていたが、ある夜ラミロ一世は聖ヤコブの夢をみた。

聖ヤコブ（スペイン語でサンティアゴ）が白馬に乗り「神の名において必ずキリスト軍が勝利する」と叫びイスラム教徒軍へ突入していき、ラミロ一世は圧倒的な勝利を手にすることができたという。

この戦いでサンティアゴがスペインの守護聖人とされるに至ったのである。

中世におけるスペインの世界侵略は、世界各地にサンティアゴの地名を残すに至った。サンティアゴ・デ・キューバやチリのサンティアゴも首都である。インカ帝国の大虐殺もそうだ。

ヤコブの棺が発見されたこの地も「サンティアゴ・デ・コンポステーラ」という名で広く知られている聖地であり、巡礼者があとを絶たない。

何度か建て替えられたとはいえ、サンティアゴ・デ・コンポステーラ大聖堂は、ヨーロッパ中から巡礼者が何日もかけて徒歩で訪れるのである。「サンティアゴ巡礼の旅」という名の観光ツアーも人気がある。

私は不心得者で今まで何度も誘いを受けながらもクリスチャンになれずにいる。しかし、この小文で揚げたヨハネやヤコブが何とはなしに好きであり、聖書をよく読む。

私のアメリカ法人であるエルダースという社名も、実はヤコブの手紙第5章14節に書かれている「病気で困っている人はエルダーに相談しなさい」という彼の言葉からいただいたものだ。

ヤコブの手紙。信仰のあるなしに拘わらずこの短い文章をぜひ読んでほしい。この文章は筆者ヤコブが人生を生きて行くための魂の在り方を説いている。だから、彼が白馬の騎士となってイスラムの敵軍の真っ只中へと突っ込んでいった人とは、私には到底想像もつかないのである。たとえそれが夢であっても、ただ呆れるような妄想のように思えてならない。

妄想が大虐殺をひき起こしたのである。

かつてMITのフォレスター教授は教学的モデルを駆使して人類の繁殖率を発表した。それは人間が抑えきれなく繁殖し、やがて「生長の限界」を迎えるというセンセーショナルなものだった。この理論はすぐに波及した。

この増え続ける人類の恐怖について1972年、デニス・ミドウ教授は「毎時間、毎日、人間は増えてやがて人間の洪水が地球を覆いつくし、人間はやがて窒息するだろう」と警告したのだった。

日本の学界にもこの手の考えを安請け合いし、さももっともらしいことを言う人が多い。

しかし現実はどうか。わずか30年先の見通しもできない無能な輩を嘲笑うかのように、一転して世界は少子化へと向かっている。人間の知識など所詮その程度のものなのだ。

聖ヤコブを白馬に乗せて敵陣へ突入させたのも人間ならば、黄金を強奪するためにインカ帝国の大虐殺をやったのも人間である。米国海兵隊が国連の決議も待たずにイラクを侵攻したのも、イラクの秘密兵器を発見するためなどではなく、バクダットの宮殿に突入した特殊部隊に与えられていた任務は、実は宮殿地下倉庫の金の延棒を盗み出し、輸送機まで運搬することだったという。金の延棒は飛行機2機分もあったという。フセインの蓄財だった金は、フセイン親子が殺害されてしまった今、誰も知る人はいないが、8年後、「あの金の延棒はどこに行ったんだろう?」と、ハワイ出身で運び屋をやらされた海兵隊員は語っていた。今も昔も戦争に正義などない。盗人なのだ。インカ帝国もイラク侵攻も所詮は強盗殺人なのだ。

ノーベル賞受賞者であるパスツール研究所のジャック・モノは、その著者「偶然と必然性」の中でこう言っている。

「全能の神がなぜ戦争を起こし、血を流させるのだろうか。なぜ無邪気な子どもたちを殺害させるのだろうか。神の名のもとに血で血を洗う戦いをくりひろげている2万種類もの宗教の存在をなぜ許しているのだろうか。すべてが神の子といわれながら、どうして富んだ者がますます富み、貧乏人はますます貧しくなるのか」と。

因みにこの聖ヤコブの棺が発見された所は「サンティアゴ・デ・コンポステーラ」という地名で呼ばれているし、大聖堂もその地にある。コンポステーラとは「棺」という意味もあるというのだが、かつてこの棺が発見された時、埋葬地の上空で異常に星が光り続けたという伝説から「星の導き」という意味がある、という。

「みだりに神の名を呼んではならない」と教わってきたのだけれど、いつか機会があったら、私もこのサンティアゴ・デ・コンポステーラを訪れて聖ヤコブにお尋ねしたいと思う。「あなたは白馬の騎士なのですか？」きっと「私にはすべて関わりのないことです」と答えられると思う。

5　サクラメントからの便り

ドクター鈴木、奥様の圭子様、お元気の事と存じます。

こちらは雨、雪、停電等で大変な日々が続いておりましたが、ここ2、3日は冬晴れの日です。今日は主人の昨今の現状のお知らせとお礼を申し上げます。

昨年9月に、こちらの医師（癌）のチェックアップ。何事もなければ次のチェックアップは6ヶ月後との事でした。チェックアップの前、血液検査とCTスキャンを12月2日にとり、12月16日医師にお会いして結果を伺ったところ、左肺（手術をした方）はネガティブでOKだが、右側に影が出ているとの事。すぐPETスキャンとバイオプシーをする様言われましたが、今度は私が主人に強く反対してドクターと相談の上、PETスキャンだけをとる事にしました。私としては、主人が2008年3月に肺癌の手術をして以来、ドクター鈴木の、ドクターズプログラム、天使のパン、グルタチオン、アストラガラス、セルサポート、ウルトラ・グリーンズ等々、ドクター鈴木が癌に良いといわれた物をずっと飲ませて来ました上、2008年の6月から9月迄キモセラピーも全部済んだのだから絶対に癌ではない、私はドクター鈴木の全ての物を信じているのだからと絶対バイオプシーに反対しました。以前の手術では、バイオプシーでも2時間の予定のところ、5日間も肺を傷つけてしまった為入院しました。しかし遂にPETスキャンだけは主人も断り切れず受ける事になりました。今年の1月15日、PETスキャン。ドクターのアポイントメントが1月21日。テストの結果はネガティブ（陰性）でした。涙が出て言葉では言えぬ喜びでした。主人も喜びの余り目を潤ませました。ドクターも看護婦さんもオフィスの方々も皆喜んで私達にハグして（抱きしめて）くれました。これもひとえにドクター鈴木の数々のサプリメントとご指導ご支援、また奥様の温かいご援助のお蔭と唯々感謝でございます。主人もドクター鈴木に呉々もお礼をと申しております。

すぐお礼の手紙をと思いましたが、やはりきちんと日付等チェックして正確な事をお知らせしたく思い遅くなりました。

こちらのドクターも右の骨の影はArthritisだろうと言っていました。

また来週は雪との天気予報です。寒い毎日風邪も引かず、元気でいられますのはドクター鈴木のキトサンやM10―8サプリメントのお蔭と心から感謝致します。

では取り合えず主人の現状のお知らせと御礼を申し上げます。

1月29日夜　　Y．D（カリフォルニア在住）

（返信）Y．D様へ

1月29日夜に綴られたあなたのお手紙を何度も繰り返して読ませていただきました。私の方が不覚にも涙が出てきて仕方がありませんでした。私の主宰する「アスパラの会」の命名もあなたとの奇縁でした。思い返せばサプリメントなどは絶対口にしないというご主人に、これはサプリメントだと知られずに食べてしまうようなものを考えて欲しいというあなたのお手紙から始まりましたね。そこで「免疫ダンゴ」をやってみようということになりました。80種ものフルーツ、野菜、穀物から作った「天使のパン」という天然の酵素パウダーをベースに、特別なスーパーグリーンパウダーを加え、そこにキトサンの最高級製品であるM10ー8D・Pを小スプーン半分程度を加え、高純度なオリーブ油大スプーン1杯でよく溶かして団子状かペースト状にするというものです。あなたはこれを朝、晩ちゃんと用意された。

また、私が勧めるグルタチオンやNACパウダー（N・アセチルシステイン）、ガンのハーブとして米国では定評のあるアストラガラスもあなたはキチンと継続された。免疫疾患のビタミン「セルサポート」も1回2錠x1日2回継続されました。誰でも言うは易く継続することは至難の業です。

今回のPET検査の結果ガンは消えたのです。「ネガティブ」は、誰にもましてあなたのお力です。どうかこれからもお二人でお元気でお過ごし下さい。また5月にはカリフォルニアに出張予定がありますから、できればお会いできるよう愉しみにしています。

第2章　病める者のために泣けるか

1　病める者のために泣けるか

(1) アメリカも安全ではない

このタイトルは長い。長いけれど長くしないと私の気持が収まらないので心に浮んだままのタイトルにした。こんなことに思いを巡らしている間にも、世の年老いた孤独な老人が一体毎日何人死んで行くことかと考えると耐えられない。耐えられないがアメリカでも、健康保険にも加入できない貧しい老人が毎日激増している。まだ保険があった頃、ガン検診で肝臓癌と診断されたのだが、勤め先の工場が倒産したため保険も無くなり、おなかに癌を抱えたままでいる初老の男。一方では連日国民皆保険制度を叫ぶ大統領。もう既に5千人の米兵が死に、生き残っても幾万もの帰還兵は心身に深い傷を負い、立ち直りが危ぶまれる。イラク人はもう100万人が死んでいる。

先日、米国CIAで20年間もテロ対策を担当して退職したマイケル・ショワーという人の著書「帝国の傲慢――なぜ西側は失敗したか――」を読んで愕然とした。

今はもう通説のようになって誰も驚かなくなってしまった「9・11テロは自作自演だった」というヤラセ説が流布するのも当然だと思える程の、アメリカの傲慢を克明に書いている。その主題とするものは「アメリカがイスラエルの庇護者として、果てしない血と富の代償に耐え続けることがアメリカの国益なのか」ということだ。つまりアメリカがイスラエル政策を変えない限りイスラムとの戦争は終らないと訴えているのだ。

しかし、現実には街では今日も「派遣兵士をサポートしよう」というリボンを貼った車が走る。8年間に及ぶ戦争に疲弊して為政者たちがいくら笛を吹いても人は踊らなくなった。大衆は夢のような持ち家に住んではみたが、実を結ぶことのない一夜のあだばなとなって路上へ追われる身となった。知らされていないとはいえ、世界の通貨の中の1ドルのインデックスはもう既に80セントの値打ちしかなくなっている。だから石油高騰となって経済は崩落し、全身に癌細胞のように病巣は転移したのだ。しかも、いつ終わるともわからない資本主義の、今日のような未曾有の混乱は、元はといえば自国民には金を貸さず、アメリカのファンドや金融機関にはほとんど無利子に近い金利で、しかも無制限に金を貸し続けた小泉、竹中の日本政府が原因を作ったということを知るべきだ。だからアメリカ発の危機ではなく、日本がその原因を作り続けてきたという部分が大きいのだ。

(2) 日本も安全ではない

2007年3月のイースト・ウエスト紙のコラム、ヘルシートークは「老人を粗末にする国は栄えない——5年後に日本はあるのだろうか——」というタイトルで書いた。ご記憶の方もいらっしゃると思う。今もその考えに変りはない。

為政者のウソ、奸計と悪辣な役人、ますます格差社会へ向かう貧困国家に明日はあるのだろうか……、というものだった。そして、今日もまた使命感など毛ほども持たず、ほんのわずかな利益のために村や町や地方の下請け工場や人々を捨てて、中国のギョーザ工場に生産拠点を変えてしまった日本の企業は、中国の町工場に発注先を変更しただけで「改革」などと得意顔をしているだけではないか。特に「消費者の味方」の仮面を被り、コープなどというブランドを身にまとい、「毒入り餃子」を食わせた生協コープは許せない。ほんとうに消費者の味方ならば、餃子作りのような単純な作業こそ日本の田舎の老人を訓練して組織化し、地方を救うという発想がなぜ生まれないのか。

1個の餃子がたとえ3円高くなったとしても消費者はサポートするものなのだ。今こそ消費者は「偽善企業」を追放しなければなるまい。金、金、金とただただわずかな金儲けに走った生協コープを許してはならないのだ。

NHKの「ワーキングプア」という報道番組については以前にも書いたことがあった。働けど働けど貧しい人々がじわじわと増えている現実。大企業に捨てられた地方の工場。失業者が溢れて多くの家族が町を捨て、軒なみシャッターの降りた商店街。わずかな生活保護費で暮らす独り者の老婦人。「元気でやってるの？」といつも声を掛けてくれていた可愛い女の子から「結婚するから結婚式に出席してね」と招待状が来たが、お祝いに包む2万円がなくてやむなく「体調が悪いから」と嘘の欠席の返事を書いた、貧乏というのはこんなに辛いことだったのかとつくづく悲しかった、と言う。貧乏という病ほど苦しいものはない。最近この老婦人に生活保護支給額の切り下げを知らせる手紙が届いたという。食事は毎日2回のご飯と大根と豆腐の味噌汁だけ、これ以上は節約できないので、たった一つの楽しみにしていた毎晩のお風呂を5日に1回にすることにしたという。これには見ていた私も泣いてしまったのだった。

この番組はドキュメンタリーの優秀賞に輝き、同名の書物も出版され、私も早速読んでいる。

(3) サプリメントも安全ではない

生協とは生活者のための利益と安全を守る協同組合というものだが、彼等が一片の利益のために「安ければよい」ということで150種類もの冷凍食品を中国製に切り替えた結果、零細企業を捨てたことは許されるのだろうか。こんなものは協同組合でもなんでもない。何も中国産がすべて悪いというのではない。アメリカの皆さんお馴染みのあの大型ディスカウント店コストコのサプリメント類は100%中国産だ。

問題は生産と原料の品質管理に誰も派遣せず、すべておまかせだったということだ。これではどんな原料を使っているのかわからないではないか。その上、ますます分からないのは事件の真相である。中国と日本が接近することを最も嫌うのは誰か。これは大きな手が潜んだ事件かもしれないからだ。今回の事件で中国のあるハーブ(薬草メーカー)専門家が語ったことを思い出した。「どうして日本有数の漢方製薬会社は、効き目のない三級原料ばかりを仕入れるのだろうか」と。ことはアメリカのサプリメントだけではないのだ。考えてみれば日本中が大騒ぎしたＨＩＶエイズウィルス事件も、今回の薬害肝炎訴訟も、毒入り餃子事件も、まるで他人事のような顔をしている役人や政治家が追及されなければならないし、「フィブリノゲン」などという薬品のラベルを読んでその効果を鵜呑みにした医師や病院の見識も疑いたくなる。彼等に騙された薬害肝炎訴訟の原告団の女性たちこそ、政治家になって欲しい実に立派な人たちばかりだった。文字通り生命を張って、厚生省の役人とグルになっている狡猾な製薬会社を相手に勝訴を勝ちとったことは歴史的な出来事だった。

明日の日本は分からない。しかし、今は心からその労をねぎらいたいと皆が思っているに違いない。

(４)　病める者のために泣け

「世の中には自分の健康を心配してくれている人がいると思いこんでいる人が多いが、それはとんでもない間違いだ。本当はあなたのことなど誰も何とも思っちゃあいない」

今回も、前回と同じ切り出しで始めよう。

大体、あなたが他人を思いやらないのだから、他人があなたのことを心配してくれる筈がない。年をとって健康が心配になり急にジョギングなどを始める人がいっぱいいる。ホノルルマラソン完走の証明を手に入れるため、わざわざ日本からやってきて、その上コースをごまかして途中からうまく帰路の方にもぐり込んで「走った走った」と言っていた人物を私は知っている。聞けば田舎の名士夫人だという。こんな人に限って、日本に帰ればホノルルマラソン完走を自慢して歩くのだろう。

日本の川柳にこんな一句があった。

「健康のためにと歩く散歩道、何故か近道われはするなり」

しかし、健康を手に入れるための近道はない。

マラソンの証明書はごまかせたとしても、健康の証明は手に入らないのだ。私のように25年前にタバコを辞めたからといっても、肺ガンにならない証明書は誰からも貰えない。それどころかガンの因子はいつまでも生きていて、いつムクムクと起き出してこないとも限らない。時効はないのだ。

大体、日本人はグループに入ってツアーガイドが付かなければ旅行もできない。だから健康もツアーガイドのような人がいないとどうしていいのかわからない。しかし、健康にツアーガイドはいない。誰もあなたの健康など心配してくれはしないのだ。心配してくれない人になんか相談するから間違いが生れる。自分で勉強するしかないのだ。

よーく考えてご覧なさい。日本では日本の政府が国民健康保険などという「国民」の名をかたって保険システムの名の下に製薬会社の集金代行をやっているし、アメリカではいろんな民間会社が非営利法人として税金も払わずに保険ビジネスを行い大儲けしている。

しかし、日本でもアメリカでも約30％の老人や貧困者は保険料が払えないから医師の診療も受けられない。医師の処方が貰えないから薬も買えない。これが「国民健康保険」である筈がない。日本にも、アメリカにも、ガンなどの難病で苦しんでいても医療が受けられない老人や貧困層が30％もいるというのに。

日本の公務員はこうした保険料を使って勝手に飲み食いし、温泉ホテルまで建てて天下り役人に便宜を計っている。ここハワイでも毎年のように保険料を値上げして税金も払わず、代表者は年俸8千万円も受取っている。

日本の大手保険会社に至っては「保険というのは金を集める仕事」とうそぶいていて、

契約者が死んでも、怪我をしても、火災に遭っても、自動車事故に遭っても保険金を払わないというのだから信じられない。露顕しても、何ら罰せられず、例の如くハゲ頭の社長や役員が揃って頭を下げておしまいなのだ。

政府の直轄である国民年金や国民健康保険も中味は民間と変わらない。製薬会社やそれらの薬を売る病院が「取りはぐれのないように100％代金回収を保障している制度」が社会保険なのであって、国民の健康を守るのが目的ではないことを知らねばならない。だからこそ貧困者や老人は保険には入れてもらえないのだ。

風邪か、アレルギーか、咳が止まらず医師を訪ねると胸部のX線レントゲンを撮るように指示される。どうもこれはマニュアルの第一段階らしい。レントゲン写真などで何もわかるわけもなく、フィルムを見て「何か、はっきりしない影がある」とか何とか言って今度は「CTスキャン（断層撮影）を撮ってください、CTスキャンではっきりわかるでしょう」と。訪ねた方も「何か知らない影がある」というのが気になって止むを得ずCTスキャンの撮影をさせる。CTスキャンだけでも実質的には放射能を浴びたのと同じような、レントゲンの200倍というダメージを受けるから、一説によればこれだけで寿命が一年半は縮まるという程だ。

そして何枚かのＣＴスキャンのフィルムができてくると、フィルムに何か意味ありげな付箋がついていて、「何かわからない影がある。だからバイオプシー（生体細胞検査）をした方がよい」となる。これを見て医師は「バイオプシーは細い管を口から肺まで入れて肺の影の部分の細胞をほんの少し採ってみるだけですよ、アポイントをとりますから何日がよいでしょうか」とくる。だんだん深みに引き込まれていくこうしたやり方は日本もアメリカも同じものだ。次々と検査料はかさみ、身体も検査だけでガタガタになり、ほんとうに肺ガンになってしまいそうだ。

健康にツアーガイドはいない。日常の勉強を怠らず、自分で考え、自分で決断する必要はここから始まる。賢明な人は決してこんな手に乗せられないのだ。

こうした多くの体験を私は「病院にかからない健康法」（明窓出版）という著書にまとめた。昔とちがって、今日のアメリカには驚くほど優れたオータナティブ・メディスン（サプリメント療法）がある。私は、私のM10―8D・Pパウダーでこの胸部の影を消去させせたし、服用して成功した多くの人の体験談もいただいた。これから20年後を考えれば、オータナティブ・メディスンやサプリメントこそが、治療の主流にとって変わる日が来る。要は消費者自身も日々勉強して自分自身の健康について学ぶことだ。

その証拠に、今日の全米にヘルスフーズストアの何と増えたことか。食事の改善と工夫によって正しい栄養をとり入れ、心臓発作も、ガンも半減した。30年前には考えられなかったことだ。

しかし、これは決して医学の貢献ではないし、健康保険のせいでもない。多くの慢性の病苦と闘った心ある人たちが、食事と栄養によって病を克服しようと徹底的に調べ上げた成果だ。ぜんそくにも、動脈硬化にも、アルツハイマーにも、骨粗しょう症の克服にも、栄養の果した役割の何と大きかったことか。今はアメリカ人の40〜50%は毎日何らかのサプリメントをとっているし、アメリカの医師の100人中、60人が、自身のコレステロール、心臓発作、関節炎、アルツハイマー、ガンの予防のために毎日サプリメントをとっているという統計もある。最近まで馬鹿にしていて見向きもしなかった全米大学の医学部の3校のうち2校が、時代の流れに取り残されまいと、今やサプリメントやオータナティブ・メディスンの講座を開設したし、1998年には米国の議会までもがサプリメントなどの代替医療センター設立のために5千万ドルを支出したのである。

しかし、既得権益にしがみつく政治や行政は、国民の生命などは屁とも思っていない。現に、国民の30パーセントにも及ぶ貧困層は無残にも見捨てられているではないか。

かつて、国策に乗せられて中国大陸に渡った大量の日本人開拓者に対して、敗戦後、中国残留孤児という悲惨な運命を背負わせたのも日本政府だった。また、当時どんな法や規制や命令に縛られようとも、人の生命の尊厳のために、抑えようにも抑えきれない、ほとばしる魂の声に従って6千名のユダヤ難民のために渡航ビザを発給した杉原千畝を平然と解雇した外務省という恥知らずは、今も公務員という姿に名を変えただけで生き続けている。

いつの世も国家や権力は、こうして人間の運命を奪い去るのだ。

それ故、常に私自身に命じるのだ。

人の健やかなるをよろこび、「病める者のために泣け」と。

(5) 病院は行ってはいけないクスリ地獄

www.asyura2.com「阿修羅」というブログをご覧下さい。2010年2月27日付で投稿されたある医師の独白を貼り付けます。投稿者で医師の、筆名「おじいさん」は、評論家・副島隆彦氏の「クスリ地獄」を読んで括目させられて投稿に及んだと書いています。

「大変僭越ながら私の日常業務に関することを書かせてください。アメリカ国債が直接日本の資本を食いつぶしているのは一般国民の間にも知られるようになってきました。

これとは別に、国債に匹敵するほどだと私は思っておりますが、アメリカは日本の社会保障費をロンダリングして、医療薬剤によって、搾取行為をしていると考えております。

今年度、日本中を席巻しましたインフルエンザ騒ぎ、あれは医療現場でワクチンをつかっている者からしても明らかに何の効果もないまがい物で、私のように疑り深くない人でも、何かおかしいと感じる声が多かったです。副島先生ご指摘のようにあれはアメリカがばらまいたものだと思います。

実はこんなものは規模が小さくて、抗うつ薬、コレステロール、糖尿病、高血圧薬（いわゆるメタボ系薬剤）、さらにすごいのが抗ガン剤など、これらの薬剤費のほうが、圧倒的に莫大なのです。

はっきり言ってほとんどアメリカ、ヨーロッパを資本とする製薬会社が薬物を生産しており、医師の洗脳活動がとても活発です。

権威をつかった講演会や勉強会を頻繁に開催し、あまり勉強しない先生方をうまーく洗脳します。そしてその経費を薬価として厚労省に圧力をかけるわけです。

ご存じのように日本の医療費は、労働者は自己負担が3割で、高齢者が1～2割という比率です。子供はおおざっぱに言ってタダです。すなわち、7割以上は税金から医療費が出ているという当たり前の前提で、税金で薬剤費を支えているわけです。

最近は、タダの子供に製薬会社はターゲットをシフトしています。今回のインフルエンザ→タミフル処方パターンはその典型であったと思います。

皆さん知らないかもしれませんが、薬剤というのはメチャクチャ高いです。実費で払ったら年収5000万円くらいないと末期癌の治療はできないかもしれません。しかし、医者の技術料は散髪代より安いです。しかも、やましい薬理効果の薬が日本には大量に存在し、年寄りは特に10～20種類の薬剤を弁当のように飲まされているというのが日本の医療の実情です。

今回の診療報酬改定で薬剤費を下げ、診療報酬をあげたのは民主党のアメリカ離れとして私は評価しております。自民支持の日本医師会は怒り狂っておりますが。

医療崩壊とは言いますが、要するに病院から医者がいなくなったというのが、医療崩壊の起点であり、その結果起ることは開業医の増加です。すなわち、開業医の増加は薬剤処方の増加につながります。なぜなら、開業医の主たる治療法は薬物療法でしかないからです。

医療費の増加と言いますが私は正確には薬剤費の増加であり、すなわち、外資系製薬会社の利潤増加だと思います。

私はこれは広い意味でアメリカの作戦ではないかと感じております。

こんなところにも、日本の国益を損なう謀略があるのだということを知ってほしいと思います。私ははっきり言って、ちょっとしたことで病院なんかに行ってはいけないのだと思います。人間の体は人間が診察することでもっとも理解できると思っています。その複雑なバランスは検査では限界があります。ところが、世間の人は検査と薬剤がサイコーの治療だと思っているわけです。だから、医者はきちんと診察すると、経営が赤字になるのです。そんな医者は誰も雇いません。仮に開業したって年収200万円です。

今後日本の税収が減る中で、これでもかこれでもか、と医者を手先とした薬剤搾取は起こるでしょうが、それによって医師そのものが自分の首を締めていると気づくのはいつのことでしょうか」

2　狂宴の後の長い沈黙

ブッシュ政治の8年に及ぶ狂宴が終わった今、全く通常の視点を転換してみよう。

昨年の12月号に「時は鳩のように飛ぶ」というフランスの諺をテーマにして、本年は予想もしなかった激変の年になると書いた。Ｋｚｏｏラジオの番組でも補足的に解説して、その激変は連鎖的にアメリカ資本主義の根本を揺るがすほどのものへ及ぶと申し上げた。日本は安全で大した影響はないだろうなどという政治音痴が総理大臣や経済閣僚を何代も続けている。それを何の疑念も抱かずに支持している国民も所詮助からない。

このどうにも助からない国民の代表は、例えば、宇宙空間を周遊して喜んでいる日本の飛行士だ。乗せて貰うのに一千億円もの切符代を払わされているのにも拘らず、タダだと思って得意気にテレビに登場する始末だ。まったく宇宙飛行士は上野公園のパンダと同じだ。こんな無駄金はない。入院中の重症老人を放り出してまでも、不採算といって閉鎖する公立病院が続出しているというのに。

日本の連日の報道を見ると、やたらと「アメリカ発の世界金融危機」という文言を連発している。NHKが特にこういう言い方をする。「アメリカ発、アメリカ発」を言いたいらしい。

その真意は多分に政府からの強い指令の下で、今日の恐慌が日本政府の失策と思われたら、選挙を間近に控えて大変だという思惑がはっきり透けて見えるのだ。NHKは民間会社にしてしまうのがよい。国民も料金を支払わずに済む。

NHKはニュース報道でも不利な情報については「与党」というべきところをさもアナウンサーのミスかのように、わざと「野党」と読むなど、かなり悪辣《あくらつ》だ。しかし、この欄で以前にも指摘したのだが、アメリカの金融混乱の一因は明らかに日本にもあったのだ。

世界中に超低金利でほとんど無制限に金を貸出していた日本銀行の経営責任は、今日、例え誰の非難を浴びなくとも後日必ず責任の有無が問題とされる日が来るだろう。日本銀行などという「日本」を冠に戴いていることで、さも日本の中央銀行を装っているがその実体はほとんど謎なのだ。つまり偽装しているのだ。偽装銀行だ。

誰の承認も得ずに、この金融危機に対して連日のように一兆円、二兆円、ある日は、たった一日で四兆円もの巨額のドルを外国銀行へ放出している。「日銀は中立だ。独立機関だ。政治は介入しない」などと都合のよいことを言ってごまかしているが、貸し出し先が潰れたらどうする気なのか。わずか一週間で三十兆円も勝手に国民の財産を、潰れかねない外国銀行に貸してよいのか。聞けば日銀の株の45パーセントを所有するのはユダヤ人金融王といわれるイギリスのロスチャイルド銀行だという。日銀の連日のドル放出が、まさかロスチャイルドの命令によるものではあるまいが、もし、私の推測通りとすればこんな銀行を日本が抱える必要はない。アメリカのＦＲＢだってほんとうは中央銀行でも何でもないのだ。ＦＲＢって何だ。大株主は誰なのか。誰も知らない。

９・１１の同時多発テロ発生の一ヶ月前、ニューヨークに滞在していて驚いた。滞在中はどこを歩いてもニューヨークの町はドンチャン騒ぎであった。街角は嬌声に溢れ、酒場やレストランは満員。ニューヨークばかりではなく、ボストンもシカゴもどこもがバブルで盛り上がっていた。そして今日、あの狂宴が終わって何万発もの花火は夜空に消え、やがて長い沈黙の闇がやってくる。これこそ金融恐慌よりも遥かに怖い。

ある機関の発表ではイラク人の死者は１００万人に及ぶという。アメリカ人兵士も四千数百人が死んだ。生還した兵士もベトナム戦争のときと同じように、数多くのＰＴＳＤなど精神的ダメージを背負っていて社会復帰が危ぶまれる。アメリカが８年の酒とバラの日々を満喫して世界を我がもの顔で駆け回った狂宴の後には、長い沈黙がやってくるだろう。そして、やがてそれは尨大な「疾病の時代」へと変わる。

つまり、狂宴で吸い続け、飲み続けたタバコや酒が肺ガンや胃ガンや肝ガンの波となってやってくるからだ。

ガンを含む病気は狂った生活や食べ物、思い込みによってできる。これに対応するには今までの常識などを根本的に変えなければいけないわけだ。これは自分でしか出来ない。しかし、連日報道されるように、日本もアメリカも金、金……のマネー第一の世の中が8年続き、食べ物の劣化は目を覆うばかりとなった。農薬やカビは朝メシ前。世界はほとんど『食品テロ』の現状だ。

バブルの8年間をいわば狂宴に明け暮れてきた人たちは、突然の倒産に見舞われ、身の廻り品を段ボール箱に詰めてマンハッタンを右往左往する姿がたくさん報道された。言い方が酷かも知れないが、こうした人には「良かったねえ、おめでとう」とさえ言いたくなる。「酒池肉林」とはよく言ったものだが、狂宴がもっともっと続いていれば肉体にも決定的な疾病を抱え込んだかもしれないからだ。

人がよく私に尋ねる。「一体なぜ肉食はいけないのですか？」「酒がなぜいけないので

すか？」と。そして、実はこんな疑問にまともに答えている本もないからこの際、言っておきたい。肉は、

①脂肪分が多い（強酸性）
②蛋白質が多い（余分な蛋白質は病気のもとだ）
③ナトリウムが多い（肉はナトリウムが多すぎる、心臓病の原因）
④免疫の害（ダイオキシンやPCBなどの毒）
⑤ガンにつながる（アラキドン酸という名の発ガン物質、プロスタグラジンを含有）
⑥ホルモンと抗生物質を含む（疾病予防のため投入）
⑦白血球や血中脂肪酸を上昇させ性ホルモンが肥大化

などだ。

肉ばかりではない、押し寄せる疾病の波を越えようとするなら、いわば『食生活憲法』を守ることだ。決して難しいことではない。要するに

①食材はエネルギーを高める物を小量食べる。
②主食は精白、精製しない雑穀を混ぜる。
③無農薬野菜、すべてオーガニックを選ぶ。
④肉類や乳製品は不要。魚介類は小量に。
⑤調味料は油断せず安全で完全なものを選ぶ。砂糖や塩は極力使わない。

先日、前立腺ガンのS氏から、食生活や必要なサプリメントの相談を受けたが、何回かのメールの往復でもPSAが改善しないので改めてすべての食事について洗い直したところ、毎晩一合程度の酒かビールを続けていた事が判明した。酒やタバコを続けている限り、どんな療法も効果がないことを知らせ、禁酒にこぎつけたS氏はみるみる好転したのだった。

なぜ酒は悪いのか。日本人は道徳的側面からのみ禁酒をすすめるが、それは酒呑み人間の反感を買うだけだ。まず酒の害について事実を知るべきなのだ。酒の飲み過ぎ、一日5杯以上の人は必ずいつか口、のど、食道、腸、胃、肝臓ガンにかかる。何しろ統計上2人に1人の割合でガンになるのだから仕方がない。飲酒はアセトアルデヒドという毒が肝臓に貯まるからだ。また、今はどんな酒にも毒の添加物が混入している。アルコールのとり過ぎはビタミンEとグルタチオンという本来肝機能の解毒機能維持に必要なものを破壊する。

シカゴ大学のジョン・ベイラー博士の言葉を紹介しよう。「われわれはこれまで何兆円もの金をガン治療に注ぎこんできたが、すべて無効だった。今こそもっと真剣に『予防』を実行する時だ」

予防のためには、毎日の酒が止められない人はまずその量を減らさなければいけないし、次の栄養を補給することが不可欠だ。セレニウム、ビタミンA、ビタミンC、E、B1、B2、B6、B12、葉酸、亜鉛、ビオチン、コリン、グルタチオン、解毒力のあるアミノ酸、メチオニン、メラトニン、ガン予防力の強い抗酸化物質、ナイアシン……などである。

これらの栄養素のすべてはほんのいくつかのサプリメントで補給できる。

M10—8スペクトラム・スーパーバイタミンフォーミュラやM10—8キトサンコンプレックス、そしてリバーサポートなどがそれである。今からでも遅くはないのだ。

ここで一つの提案を書き添えておく。前回は多くの人から『免疫ダンゴ』のお問合わせをいただいたが、今回のアドバイスは生理活性のための『野菜のゴッタ煮』である。『煮る』ことで、単なる生野菜のサラダでは決して期待できない重要な化学反応が体内で起こることが期待できるからだ。この化学反応こそ『生理活性』パワーとなる。その素材は誰にでも手に入る。大根、大根の葉、ごぼう、しいたけ、オニオン、ガーリック、アスパラガス、ブロッコリー、キャベツ、カリフラワー、トマト、ポテト、にんじん、セロリ、大豆や豆類などだ。これらの何種類かを混ぜてゴッタ煮するだけ。調味料は極力使わない。できれば最低5~6種類。毎日食べる。やがて体内で化学反応が起きて生理活性が増大するのだ。

石油、戦争、酒、グルメが8年続いた。喪失したモラルや不動産の暴走、狂った生活、間違った食べもの、毒まみれの食材から目を醒ます時が来た。

3　天空から無数の星が降る

あれは9・11の大事件が起きる約一ヶ月前のことだったが、トルコのエフェソスを訪れる機会があった。エフェソスとは新約聖書の「エペソ人への手紙」とある、あのエペソのことである。

エフェソスの歴史は紀元前2千年に遡るというから驚く。こんな古代都市エフェソスは富と繁栄に酔いしれた人口25万人の、ローマ帝国の統括するアジア州の州都として大きく栄えたという。しかし、度重なる異民族の攻撃にふみにじられ、饗宴に明け暮れた栄光の都市エフェソスはやがて塵土に埋もれていったのである。

近年の発掘調査によってエフェソスのほぼ全域が明らかにされると、その中心部に大理石で舗装された大道路があり、立派な遊廓の建物跡までもが確認されたのである。

紀元一世紀、エルサレムでイエスキリストが処刑され、キリスト教徒への弾圧が強化されると、使徒ヨハネはイエスの母マリアを守ってこのエフェソスへ逃れたという事実を、不信仰な私は初めて現地の人に聞いた。たまたま私はこのヨハネという人の書いた

「ヨハネによる福音書」や「ヨハネ黙示録」が好きなので余計に自分の不勉強を恥じることになった。というのは、なんと「ヨハネによる福音書」はこのエフェソスで書かれたということ、そして「黙示録」もこのエフェソスにありながら、弾圧にあって一時島流しにされた地中海の島「パトモス」で書かれたものだという。

ヨハネの予言のように、繁栄にも終わりがくるし、饗宴も必ず幕が降りる時がくる。古代都市エフェソスが塵土に埋没したように、巨大都市ローマ帝国さえも崩壊した。言ってみればすべては堕落と退廃が原因だ。

戦後の日本人が好んで口にする「平和」という言葉は、聴く人の耳に響く心地よさを計算した狡猾さが潜んでおり、実際には直面する課題を回避し、何の義務も果さず遊び呆けるという意味がある。だから、今日の堕落と退廃は当然のことだ。それは丁度繁栄を謳歌し、グルメに走った食生活が必ず病気につながるのと同じことだ。話は日本に限らない。アメリカでは、シカゴもボストンも、ニューヨークも、歩いてみれば分かるが、夜中の12時を過ぎても連夜のグルメと酒の狂乱は、堕落と退廃の始まりをはっきりと示している。

つまり視点を変えれば実に何十万、何百万の人が飲み食いに明け暮れるのがＩＴ情報先端産業の実態と言えなくもない。こんなものがいつまでも続く訳がない。

思い返せば過去の日本人は、ＩＴではなく不動産の狂乱に沸いていた。

しかし、いずれにしろ日本もアメリカも、終わってみれば全ては一夜の夢だったということになるかもしれないのだ。

エフェソスはヨハネが聖母マリアを介護して、送り、自らも生涯を終えた地である。しかし、ヨハネの書き残した黙示録には、欲望と堕落によってもたらされるこの世の最後の日が予言されている。

最後の日には天空から無数の星が火となって落ちてくるというシーンが登場する。

「ＩＴの先端技術に命運をかける」などと、どこかの首相が言ったが、空を飛ぶ人工衛星を打ち落とすという戦争が勃発すれば、何百、何千という衛星が落ちてきてこの世はヨハネの言う終末を迎えるのだ。

日本はすでに狂乱の後の長い沈黙の中にいる。このままエフェソスのように塵土に埋もれるかもしれない。グルメと美酒に酔うアメリカも、やがて病人の山が築かれるだろう。そういえばアメリカの癌は、最近死因の2位から1位に返り咲いたという。

第3章　遠くへ行く者はゆっくり歩く

1 脂肪とメタボリック症候群（血圧、コレステロール、癌、免疫、関節炎、糖尿）

脂肪といえば恐いのは血圧だ。あなたが毎日食べるビーフ、ポーク、ラム、バター、ミルク、チーズ、卵、マーガリン、ヤシ油、そしてココナッツもチョコレートも強烈な飽和脂肪だ。これらが血流に入ってくる。すると赤血球とくっついて血流を妨害し血管内に層を作って推積するから酸素の吸収ができなくなり、それが強烈な胸の痛みや心臓発作の原因となるのだ。

発作が起きなくとも推積は毎日積み重なっていく。これがコレステロールだ。血管のトンネルの通路は細くなって心臓は血液を送り込むのにより過重な作業が強いられる。だから血圧が上がるということだ。

コレステロールについて次のように憶えたらいい。総コレステロールは自分の年齢に100を加えた数以下におさえたい……ということは、60歳の人は60＋100＝160です。

ＬＤＬ（悪いコレステロール）↓　１００以下
ＨＤＬ（良いコレステロール）↓　55以上
中性脂肪（トリグリセライド）↓　１００以下
であることだ。
30年前、米国政府は「癌はわたしたちの食べものと密接に関係する」と発表した。当時、それは画期的な出来事だった。その頃の私は日本でアメリカのサプリメント輸入自由化を目指してまだ厚生省と悪戦苦闘していた。日本政府の見解は「癌は食べものとは無関係」というものだったからだ。
私は今でも、この米国のＮＡＳの公式発表に興奮した記憶が鮮明にある。その「食事と栄養と癌」という項目では「ある食品は癌の発生に明らかな関係がある」と断言したのだった。政府発表だけはでない。色々な研究機関が次々と発表した。アメリカ医師協会ジャーナルは「脂肪と乳癌の因果関係」を支持すると発表したし、米国国立ガン協会は「もし脂肪摂取を減らしさえすれば25パーセントの乳癌発生は減らすことが出来る筈だ」と閉経後の女性について述べている。米国臨床栄養ジャーナルは諸外国のデータから見ても、ガン死亡率と脂肪摂取の明らかな因果関係を指摘している。

大腸ガンについては88、751人の34歳~59歳の女性について調査し、脂肪とガンとの原因と結果を指摘した。

しかし、逆に言えばこれらの情報は、脂肪を排除しさえすれば危険はなくなるという証明でもあるのだ。だからもしも食事で摂った脂肪が吸収されずに排除できる方法があれば安心だ。

そして、それはあるのだ。しかし、その説明をする前に免疫について見ておこう。私たちは毎日、ウィルス、バクテリア、真菌(カンジダ菌)などから攻撃を受けているのだが、免疫システムという名の防衛軍が守ってくれている。

しかし、この防衛軍も度を越えた脂肪を取ればガタガタになってしまう。血中の多過ぎる脂肪分も免疫を駄目にする。つまりリンパ球やリンパ節などだ。また血中の多過ぎる脂肪は免疫システムに酸素を運ぶ赤血球をも傷つけるのだ。血中の脂肪濃度が低いほどナチュラルキラー細胞が元気になることもわかっている。しかし、現実には40才を過ぎた人達の方が脂肪に無頓着になって天ぷらやハンバーガー、ショートケーキを平気で食べ、病気になっているのだ。

また、足、腰、肩の関節炎の何と多いことか。そして、それが過多の脂肪によることを知らない。関節炎と言ってもいろんなタイプがある。リュウマチ型、痛風型、そして最も多いケースが変形性関節炎という軟骨の変形を伴うタイプだ。これは痛い！　痛いからいろんな痛み止め薬が処方されるが、完治した例はほとんど聞かない。治すには痩せることだ。肥満と関節炎は仲の良い同伴者みたいなものだ。明らかな肥満が5年続けば間違いなく関節炎になるという研究もあるくらいだ。

メタボリック症候群の中でも、ここで改めて糖尿病について考えておかなければならないだろう。何故ならこんな厄介な病気はないからだ。日本の最新のニュースでは成人男性の約2割が糖尿病か、もうすぐ糖尿病という状態だという。

私個人はすぐこの種のニュースに疑いを抱く。この種のニュースには「毎年健康診断を受けなければいけませんよ」などという、患者という名の顧客獲得作戦の疑いを抱くからだ。健康の第一は、行政の言うことを鵜呑みにしない事だが、糖尿病と診断される前に自分で脱脂肪作戦を実行しなければならない。

講釈師のように、インシュリンがどうの、膵臓のランゲルハンス細胞がどうの、と見てきたようなことを言うつもりはない。自分で、脱脂肪作戦と共に体重を毎日、朝、晩2回計ってみることだ。

体重計こそは最大の武器だ。そして過重な体重はメタボリック症候群の呼び水どころか、万病の素基なのだ。

メタボリック症候群は何でも彼でもやたらと食いまくる現代人の病気の典型的なもので、この症候群を防ぐ手段は、ただ一つ「食べ過ぎないこと」だと言うしかない。しかし、もう既にメタボに突入してしまっている人には、メタボ４種の神器といわれる４つの栄養素をお教えしよう。

その第一は①アルファリポ酸（１日当り７５０ミリ以上）、そして②ＣＯＱ10（１日当り３００ミリ以上）、③Ｌ―カルニチン１５００ミリ以上、さらに④グルタチオン（１日当り１０００ミリ以上）。この四種が一緒に働くのだ。米国ではお店で誰でも購入できるものばかりだ。

これら４つのサプリメントが高いとか、安いとか言っている場合ではない。放っておくと必ず膵臓の負担となって糖尿病という不治の病にとりつかれることになる。

今日のスーパーマーケットで売られている食品の何と砂糖の含有の高いことか。ＴＶコマーシャルの言う通りにして食べ続ければ、やがて全員が糖尿病になるかも知れない。

そういえば、糖尿薬のＴＶコマーシャルもやたらと増えた。一方では砂糖でドンドンと糖尿患者を作り、他方では血糖値降下剤や、血糖値測定器を売る。よもや、両方の会社の裏に廻ってみたら同じ会社だったということがないように願うだけである。

2　脂肪を吸収させず痩せる方法

私は約20年間キトサンと係わってきた。キトサンの本を捜しても、日本もアメリカも大体は片寄った解説書ばかりが売られている。

だから要点部分を申し上げるので、信ずる人だけが実行したらよいのだと思う。

まず、キトサンは陽電子（＋電子）を帯電している。脂肪酸や胆汁（これがコレステロールに変わるもとになる）は、共にネガティブの陰電子（－電子）を帯びているからキトサンに直ちにくっつく（吸着する）。そうすると塊になって、腸から排泄されていく。

このように無数の研究がキトサンは油を吸収させると証明しているのだ。

次に箇条書きにする。

●キトサンは脂肪を吸着して腸へ運び排泄する。
●キトサンは血中の脂肪濃度を薄め心臓病や癌の危険から守る。
●キトサンはＨＤＬ（良いコレステロール）を増やす。

●キトサンは心臓病、心臓発作などから守る。
●キトサンは尿酸値を正して痛風を予防する。
●キトサンは化膿を止め骨折の治癒を速める。
●キトサンは抗酸化物質として働く。
●キトサンは歯垢や虫歯を防ぐ。

キトサン1gを食事の30分前から1時間前にとる。そうすれば3gから6gの脂肪を吸着して排泄してくれる。これを実例で考えればマクドナルドのイングリッシュマフィンW／バターを食べるとすると、マフィンW／バターには5.3g脂肪があり、食前に1gのキトサンをとっておけば、5gの脂肪は排泄されるので実際の脂肪摂取は0.3gであり、45カロリーですんだということになるわけだ。他の食品で考えればよくわかる。ジャックインザボックスのジャンボバーガーは25.6gも油がある。1個のアップルパイで約20g、チョコレートチーズケーキで32g、こうして見れば、毎朝公園で見かけるジョギングの女性がなかなか痩せないのも当然だ。キトサンを取っていないのだから油は排泄されていないのだ。

私のキトサン製品M10—8はキトサン・コンプレックスという名の世界一級品。ノルウェーの国家が経営する企業の製品で純度№1の原料である。しかし、ガンやいろいろな免疫疾患のための補助食品であるから、ただ痩せるための目的では作られていない。

いずれにしても、キトサンの摂取はどんな場合でも毎食前30分から1時間、コップ1杯の清水と共にとることに変りはない。

メタボリック・シンドローム予防と改善に役立ててもらいたいと思う。

3　この世に痩せ薬はない

「私は何も食べていないのに太るので困っています。うまく痩せる方法はないでしょうか」という人が多い。しかし何も食べてないのに太る筈はないので、真実はこういう人は食べているのだ。つまり嘘をついているわけだ。

私はといえば、早朝必ず犬を連れて近くの公園まで歩く。そこで自分流の軽いストレッチをするぐらいのものだが、昔100キロを遥かにオーバーしていたデブも今は寄る年波には勝てず平均体重になって久しい。1周約500メートル程の小さな公園であるが、そこでは毎日凛々と10周もジョギングする女性がいる。凄いな、と思う。しかし、毎日見ているが不思議とあまり痩せない。あんなに走ってもなぜ痩せないのだろうか。恐らく、うまく脂肪が排泄されていないからだ。

一方、毎日のテレビのヤラセ広告で、裸同然で飛んだり跳ねたりする女性が登場して「痩せる運動器材」を売る。飛んだり跳ねたりできそうもなくなった年寄りモデルは見るからに美容整形だらけの顔で、今度は「痩せるサプリメント」を売る。痩せれば私のようにきれいになるのよ、と言いたいのだろう。私のような低鼻短足の日本人はどんなに手術をしても白人になれっこないし、大体なりたくもない。しかし、最近はもうすっかりアメリカ人になったつもりの日本人が老若男女を問わずウヨウヨいる。

一方、社会の多くの人達はもっと真剣に健康上の不安から肥満を心配している。彼等はテレビのように飛んだり跳ねたりもしたくないし、さりとて美容整形を望んでいるわけでもなく、ただこのままでは間違いなく自分はメタボリック・シンドロームの烙印を押されてしまうと深刻に悩んでいる人が多いのだ。こうした真面目な方々のみに、いわば「痩せる方法」をお話したい。

アメリカでは125種の痩せるサプリメントが売られていると言われるが、これらは「何も食べないのに太って困る」という嘘とは逆の嘘広告であろう。これがウソでなければいまだに街中にデブが溢れている説明が成り立たない。

だから第一に知るべきは〝馬鹿につける薬〟や〝やせる薬〟なんか無いという事なのである。

しかし、人間は誰でも若ければ若い程、他人の忠告なんかに耳を貸さない。酒は良くないと言われても安酒を呑み、タバコは百害あって一利もないと聞かされても禁煙できない。

私自身も青年時代のアメリカ生活ではほとんど昼食はハンバーガーとフライドポテト、それにコークだった。今、思い返してもゾッとする。

「若き日に何を為せしぞ、今泣く君は」というアナトール・フランスの残した格言のように、メタボリック・シンドロームに向かって一直線に走っている自分に気付かなかった愚かな青春時代だったのだ。

世の大半の人は若い日の誤ちに気付かず人生の後半に至って初めて涙するのだ。

4　肥満からの逃走

肥満大国アメリカ。街にはダイエット・フーズが溢れ、広告はヤセる治療法、ヤセる本。マスコミにはヤセ薬からヤセる手術、ヤセる体操、ヤセるドリンク、ヤセる器具、次から次へと売られている。

市場は二千億円とも三千億円とも言われる。しかし、現実には肥満症は増加するばかりだ。人は裏切られても裏切られても、今度こそはと信じてつい手を出してしまう。そして、薬も効かなかったし、ダイエット・フーズも、かえって2倍食べてしまったりして皆なかば絶望しているのだ。

しかし、決して絶望することはない。他人の忠告に耳を貸さないのが人間というものだから、他人の意見ではなく、自分がいかに醜い姿をしているかを鏡でよくよく見て、自分が自分自身のポートフォリオを冷静に知ればいいのだ。世に「タバコは健康の敵だ」と言われて禁煙に踏切った人は一人もいないという。

しかし、私はある日、街角で路上の吸殻を拾って吸っている浮浪者を偶然見て、その日、その瞬間から禁煙した。思えば決して自慢にならない、ハイスクール時代からの喫煙だった。20年も30年も続いた喫煙は、名も知らぬ浮浪者の、あまりにも惨めな、浅ましい姿を自分に投影した瞬間から永遠にストップできたのだった。そしてストップしてから喫煙がいかに恐しい害毒かを知ったくらいだ。毒だからストップしたのではない。他人様からのご意見でもなかった。

肥満も同じことが言える。肥満の原因の第一は脂肪だと知らねばならない。だから実に脂肪こそ諸悪の根源なのだ。脂肪は単に醜悪な姿を人目にさらす〝肥満〟となるだけではない。脂肪は高血圧、コレステロールから始まって、心臓病、高脂血症から癌までの危険を孕《はら》むことを知るべきなのだ。だから脂肪の排除こそが、こうしたさまざまな危険から逃走できる道なのだ。脂肪から逃げよう。醜悪な肥満体にオサラバしよう。

脂肪から逃げるにはインチキなヤセ薬ではなく、全身が映る鏡と体重計である。自分がいかに醜いかを毎日よく見ることである。

5　遠くへ行く者はゆっくり歩く

立派な交通手段のなかった古代のユダヤ人は旅に出る時は「遠くへ行くのならゆっくり歩く」ことを戒めとしていた。近くへ行くのなら急ぎ足で歩けばいいのだが、遠い目的地を目指すならゆっくり、確実に一歩を進めないと身がもたないことを知っていたのだ。

ところが今は、衣・食・住のすべてに「ゆっくり」の人がいなくなってしまった。私がハワイに住んでいる利点を挙げるとすれば、この「ゆっくり歩く」ことと無縁ではない。第一ネクタイが要らない。あんなものを首からぶら下げていた時のことを思い返すと笑ってしまう。しかし、だからと言って日本の偉そうな人たちが、クールビズとかでネクタイを締めないでテレビ画面に登場すると、何と「締まらない」風体に映ることか。クールビズという呼び名も締まらないが、ネクタイをはずすならスーツもそれなりに変えないとおかしな格好になる。私に言わせればアロハでいいのだ。また、そんなに二酸化炭素の排出を減らしたいのなら、自動車の後部座席にふんぞり返っていないで電車通勤したらどうなのか。また、500人もの衆議院議員も半分の250人で充分ではないか。いや100人でも充分やれる筈だ。そうすれば国会の中の二酸化炭素も半減されるだろう。

日本は一体いつからこんなおかしな国になったのか。天皇さまから徳川将軍。偉そうな帝国軍人からアメリカ進駐軍。まあこういった連中に、次から次へと頭を抑えられて生きてきた日本人は、いつの間にか本音を言わなくなってしまった。だから急に民主主義だと言われても困ってしまう。戦後60年を過ぎても民主主義が何だか分からないでいる。本音を語らない大多数の日本人は、選挙でも投票でも本音を言わない。この「愚かな大衆」は追い詰められると自殺するのだ。毎年約3万人が死んでいる。そして今日も愚かな大衆の多数意見が国を危くしているではないか。なぜ本音で語り、本音で見ないのか。ニセモノの改革にも反応しないし要求もしない。たとえば日本中に張り巡らされた新幹線は、私には運賃を高くしただけにしか思えない。日本中の津々浦々にのびた線路の一本一本までが「国鉄」という名の国民の財産だったが、民営化と称して勝手に、一方的に国民資産を取り上げてしまったのである。今日の民営化されたＪＲの料金の何と高いことか。私は不景気はここから始まったといってもよいと思っている。

更にはＮＴＴだ。これも国民の一人一人の財産として全国に張り巡らされていた通信網だった。それをいつの間にか勝手に売り食いされたのだった。最近のＩＴ競争の中で民間各社がどんどんと若い経営者による斬新なアイデアを投入するのに、テレビに登場するＮＴＴの経営者はどの顔も天下り顔で口先だけが達者な老人だ。これでは早晩負け犬となるだろう。

こんな現象はＮＨＫにも見える。国民が料金を払っている、いわば株主だ。それなのになぜ経営委員に国民の代表株主が入れないのか、といつも不思議に思う。国民から資本金をとっておきながらなぜ政府が口出しするのか……、これも不思議だ。ＮＨＫが毎月発表する消費者のアンケート調査の数字はなぜ民放の数字といつも大差が出るのか、もわからない。渋谷のＮＨＫ本社の所在地を歩いてみて驚いた。そこら中のビルにＮＨＫ出入りの業者とおぼしき看板が林立している。もう誰も聞きたくなくなった演歌歌手を使った番組を作っているのもＮＨＫだけだ。長崎や広島市長などの被爆者代表のスピーチで、「アメリカに訴えたい」という個所をなぜＮＨＫはカットするのか。国民の声、即ち株主の声をカットする資格がＮＨＫにあるのか。毎日流すニュース項目は、一体ＮＨＫの、どこの誰が決定するのか。なぜ、火事や殺人ばかりニュースになるのか。なぜ毎日二回も総理の記者会見がＮＨＫで放映されるのか。政府の宣伝役をやるなら政府からも広告費を取るべきだし、国民の払った料金で政府だけに有利なニュースのとり上げ方は不適切だし、不公平だ。

「ワーキングプア」というテレビ番組でそのＮＨＫが受賞した。私もこの本を読んでみた。働いても働いても貧しくなる階級が生まれ、しかも増え続けているという。

しかし、変だナァと思う。ハワイの銀行の窓口の社員は年収約2万ドルであろう。同じ仕事で日本ではその2倍や3倍は貰っている筈だ。預金者に金利も払わないのでそれが可能なのか。だったら、日本人は能力以上の給与をとっていることになる。早晩安い労働力の外国人が必要になるだろう。今日の外人労働者はよく働く。日本人の方が働かない。だから難癖つけて外国人労働者を締め出す。ハワイの住宅は高くなって手が出ないが、日本も住宅と教育費が高くて生活の豊かさの実感を奪い取る。

日本の人口は1億2千万なのに、5、000万口座もの年金口座が誰のものか分からなくなった。いや、役人がネコババしたと言ってもいい。それでも今期の公務員ボーナスがなんと一人平均69万円も支払われた。それなのに〝国民〟という多数意見は何の文句も言わないのである。

日本の大企業も下請け仕事を中国に回してしまったので、その分日本の地方の工場には仕事が来なくなった。ワーキングプアの本質は地方だけの現象ではない。実は日本全体の未来図なのだ。意志を持たない国民が住む国、日本の明日を暗示しているのだ。

私が出している機関誌の昨年の12月号で日本の皇室とユダヤの血の流れについて書いたところ、いろいろなお電話をいただいた。これも知りたい、あれも知りたいというお声が多かったが、ユダヤ人の血を引く日本人があまりにもユダヤについて無知であることに驚く。

まずユダヤ人といっても大別して2種のユダヤ人がいることだ。ユダヤ教の言うアブラハムの血を引く正統のユダヤ人と、5世紀に黒海付近に発生したカザール王国が、自分らがトルコ系白人であるにも拘わらず、キリスト教やイスラムの脅威から逃れるために国を挙げてユダヤ教に改宗し、「我々はユダヤ人である」と名乗った「自称ユダヤ人」の2種類がいるということだ。今日では前者はスファラディという名で呼ばれ、後者のカザール人はアシュケナージと呼ばれている。スファラディユダヤ人は紀元前722年、アッシリアに虐殺に次ぐ虐殺で滅ぼされたために、ユダヤ北朝という10支族のユダヤ人は東へ東へと逃れたのである。アフガニスタン、中国から海路で日本へ到達したと伝えられる。今日、シルクロードという名の絹の道こそは虐殺から逃れるための恐怖の道だったと言える。

「遠くへ行く者はゆっくり歩く」という通り、今日でも連日6日間歩いて、7日目の聖日（日曜日）は終日休息したため、シルクロードには現在でも7日目ごとに宿場町が残っているのだ。その当時の日本の人口は4〜5百万人だったと言われるが、渡来したユダヤ人の総数（秦氏など）は何年間も続き、合わせて実に14万〜15万人にのぼったという。

この逃走の歴史の中でユダヤ人を支えた食事はどんなものだったのか。彼らの食事の哲学は今日でも何ら変わらず維持されている。その哲学コードはKOSHERと呼ばれ、聖典にいう創生記の中で神が定めた〝人間の食べ物〟という原則を守っている。3、000年前のダニエル書に語られているレンティル豆に代表される雑穀と水は有名だ。古代ユダヤ人はMakrobiosという語句を用いたが、今日のマクロビオティックはそこに源流があるのだ。

他方、アシュケナージと呼ばれるカザール帝国は8世紀に国を挙げてユダヤ教に改宗し、それ以来ユダヤ人を名乗った。しかし、カザール帝国は12世紀に崩壊した。現在、ポーランドを中心にロシア、ドイツ、オランダなどヨーロッパからアメリカにわたる各地の白人系ユダヤ人は彼等アシュケナージという名の自称ユダヤ人であり、DNAは本来はセム族であるユダヤ人とは異なるトルコ系の白人である。(因みに日本人はセム族である)。

セム族であるユダヤ人は、聖書においてアブラハムの血を引くが、改宗して自らユダヤ人を名乗ったアシュケナージ・ユダヤ人は血統的ユダヤ人ではない。ナチスによるホロコーストで何百万人ものユダヤ人が犠牲にさせられたが、実は皮肉にも彼等は本当のユダヤ人ではなく、こうしたアシュケナージ・ユダヤ人である。そして彼らが今日のイスラエルを掌握している。彼等には「遠くへ行く者はゆっくり歩く」という哲学はない。そもそもDNAが違うのである。

第４章　迷信から目覚めよ！

1　牛乳とカルシウムの迷信から目醒めよ！（ハーバード大学の調査報告）

（1）牛乳の迷信

世の中の人すべてがあなたの健康を心配してくれていると思いこんでいるとすれば大間違いだ。ほんとうは誰も心配なんかしていない。あなたがそう勝手に信じこんでいるだけだ。「牛乳」一つをとり上げてもそうだ。

日本人もアメリカ人も、何年たってもこの牛乳の迷信から目を覚まさない。ほんとうは作り過ぎて困っている畜産農家のご機嫌を伺い、税金をもらいたい、選挙で投票してもらいたい、という役人や政治家が「牛乳を飲んで丈夫な骨を作りましょう」と全国の子供たちに毎日牛乳を飲ませる給食を始めたのだ。毎日毎日牛乳を飲まされるという、この残酷な学校給食で子供達はアトピー性皮膚炎やさまざまなアレルギー患者になってしまった。牛乳は調理法によっては恐ろしい神経毒にも変わるものなのだ。

子供たちをアレルギーにしただけでは足りず、こんどは中年女性に「骨がスカスカになってますよ」、「このままでは骨粗しょう症になるでしょう」などと脅かして、「毎日牛乳を飲みなさい」、「カルシウム剤をとりなさい」、「ホルモンをとって下さい」とくる。これは国が迷信を広めるという犯罪に等しいと言える。

結果、99パーセントの人がいまだに牛乳の迷信から目覚めず、せっせと牛乳を飲み、カルシウム剤をとっている。それでも足りず、「もっと牛乳を飲もう」などというポスターまで作って駅の構内に貼り出す始末だ。皆さんの好きなハーバード大学は「牛乳こそ乳ガンの犯人ではないか」と言っている。

古来、牛乳やヨーグルトやチーズなどの乳製品をほとんど口にしない中国人と、こうした牛乳製品を毎日食べるアメリカ人と、一体どちらが骨粗しょう症が多いかご存知だろうか。そして、アメリカの真似をして食べる日本人はどうなっているかご存知か。

今や世界中がブランドの流行中。だから私は「ルイヴィトンがカルシウム剤を発売したら売れるだろうナ」といつも思っている。また、数ある大学のトップブランドはハーバード大学だろう。このハーバード大学が12年間にわたり、合計77，000人の女性を対象にした「牛乳とカルシウムの関係」についての調査結果がある。私のような無名な人間の研究ではなく、世界が信奉してやまない大学、ハーバードが行なった研究だ。

その結果によれば、毎日コップ1杯から2杯の牛乳を飲む女性は、毎日ほとんど飲まない女性よりも腰などの骨折の危険度がはるかに高い、ということが判明したというのだ。つまり、「牛乳が骨を丈夫にするというのは嘘だ」と言っているのだ。世界中の人が信奉するブランド大学、ハーバードの調査レポートがはっきりそう言っているのだからあなたも信用した方がよい。

さて、米国国立科学アカデミーも、31件の牛乳摂取対象者をとり上げ、その6割以上の人が「骨密度は何ら上昇しなかった」と発表。「骨がスカスカになるから毎日牛乳を飲みなさい、というのは嘘だ」と言っているのだ。

(2) カルシウムの迷信

牛乳の迷信だけではない。「骨がスカスカになっているからこのカルシウム剤をとりなさい」といってもっともらしく処方されるカルシウム剤も、実はほとんど何の効果もないことが分かったのである。

今度は専門誌の有名ブランド、「ニューイングランド・ジャーナル・オブ・メディスン」の調査である。

50才から79才までの女性36、000人を対象に行った大規模なこの調査では、7年間にわたってPLACEBO（偽薬）を毎日与えられたグループと、同じくビタミンD入りのカルシウム剤（1、000ミリ）を毎日与えられたグループについて7年間の経過を比較したところ、多くの人の期待を裏切るような結果が出た。骨粗しょう症者数から見て何ら相違は見られなかったと言うのだ。

(3) 骨粗しょう症から身を守る方法

牛乳もカルシウム剤も効果がないとすれば一体どうしたら骨粗しょう症（Osteoporosis）から身を守ることができるのか、ということになる。

前述の如く、牛乳やヨーグルト、チーズといった乳製品をほとんど口にしない中国人。他方、アメリカ白人の食生活は正反対に毎日やたらとチーズ、牛乳を食いまくるのだが骨粗しょう症はアメリカ白人の方が遥かに多い。これは「カルシウムの迷信」なのだ、と言っているのはイーストシラキュース大学のス―ザン・ブラウン博士という骨粗しょう症の専門家だ。

彼女の研究によれば中国、ペルー、アフリカの人たちは1日400ミリから500ミリのカルシウム摂取で充分に健康な骨を維持しているが、西欧人は平均1、500ミリのカルシウムを摂りながらも骨折を繰り返す。日本もアメリカの猿真似食生活だから先は知れている。これは一体どういうわけだ！

私が20数年間、常に言ってきたように、血液のPHバランスをとることが骨粗しょう症予防と治療の第一歩なのだ。その意味は血液が極度のアルカリ性でもいけないし、また反対に極度に酸性でもいけない。なぜか？　血液が極度に酸性ならば、人体というものは自分の骨からカルシウムを奪ってまで中和しようと働くからだ。つまり、自分で自分の骨を溶かして食っているのも同然ではないか。

アメリカ人も、猿真似する日本人も、毎日の肉や、乳製品などの高タンパク食を食べ続けていることが、極度の強酸化血液を作ってしまうことを知らない。つまり、肉や乳製品は骨を奪い、骨を溶かす食品なのだ。「何がグルメだ」ということになる。

ノースカロライナ大学のエミイ・ラノー準教授は「アメリカ食の肉や牛乳製品を続けていれば骨が無くなってしまう。しかし、肉や牛乳製品を最小限に抑えて野菜中心にすれば骨がカルシウムを失わずに済む」と語っている。

「牧場の牛は牧草しか食べないのに立派な骨を持っている」し、「カルシウムを吸収させるためには、ビタミンＤやマグネシウムを一緒にとること」などという陳腐な栄養学ではダメだということなのだ。もともと、カルシウムの吸収は非常に難しいものなのだ。処方されるカルシウム剤が１粒１、０００ミリだとしてもこのうちほんとうに吸収されるのは３ミリなのか５ミリなのか、ではなく、毎日マイナス10ミリ、というように骨が減ってゆくのだ。

もっと具体的に言おう。カルシウムを人体が吸収するにはいろいろな酵素やハーブ類の助けが要る。ボスウエラ、ブロメライン、ワイルドロゼラカリクス、レモンマートル、アニシードマートル、パパイン、フィーバーフェイ、もっともっと多くの助けが要る。処方されるカルシウム剤のようにビタミンＤ、マグネシウムだけで人体というこんな複雑な生命体にカルシウム分が吸収されるなら誰も苦労はしない。

まずは身体中のミネラルを回復させ、血液のＰＨ値を整えたら、その時初めてカルシウムの吸収が始まるのだ。「ＭＢ・ＰＨＢ」という名はその意味である。ＭＢ即ち、ミネラルバランス、そして、体液のＰＨ値バランスの実現である。だから、最後にもう一度言っておきたい。すべては毎日の食事が野菜中心で、肉や牛乳製品を極度に減らさない限り血液のＰＨバランスは均衡を回復しないし、骨粗しょう症の危険は減らないということなのだ。

（４）健康へのゴールドナンバー

見て来たようにＭＢ（ミネラルバランス）とＰＨＢ（ペーハーバランス）は健康の基本なのに、なぜか重要視されていない状況だ。例えば、血液の酸性化はすぐさまいろいろな病気につながるし、逆に長期のアルカリ化は心臓病、腎臓病、膀胱炎や時には生殖器官の機能減退につながるといった具合だ。肉や乳製品中心の食事が骨粗しょう症につながるというのは、そうした食材が強度の酸化をもたらすからであり、ＰＨバランスを保とうとするなら、実に一枚のステーキにはバケツ一杯の野菜サラダを同時に食べなければならないことになるのだ。

風邪をひいた犬はエサを食べないし、鼻も乾いてしまうが、水だけ飲んで、翌日にはもう元気に走り回れるのはＰＨバランスが回復したからだ。私たちも安直に薬に頼らず、暖かく、日差しと風通しの良い部屋で休んでいれば、ＰＨバランスは回復するのだ。

ＰＨバランスの回復にはカルシウム、マグネシウム、ポタシウム（カリウム）などのミネラルが必要なのだが、日常の食材には決定的に不足がちだから、（本来なら豊かな土壌に含まれているミネラルを破壊し去った）現代人はみんなミネラル欠乏症になってしまったのだ。逆に言えば、これらミネラルの慢性的欠乏がＰＨバランスを狂わせ、その結果さまざまな現代病を生んだと言えよう。

ローマのバチカン宮殿の天井画には「アダムの誕生」というのがある。レオナルド・ダ・ビンチのこの絵は神が土を自分に似せて作った最初の人間であったから、指先から魂を送り込もうとしている様子を画いたものだ。アダムという名の意味は「土」である。

ＰＨバランスと言ってもほとんどの人は正確にその意味がわからないと思う。世の中にいろいろな「健康本」が売られていてもＰＨバランスと言う、最も大切で最も基本的なことについて解説している本は本屋さんの店頭でも見たことがない。

そもそもＰＨバランスの「ＰＨ」という意味も知らずに、「食」を語り、「栄養」を語り、「健康」を批評している人がほとんどであろう。せいぜい「7が中性で7より少ない場合は酸性、7以上はアルカリ性である」という位のものだ。大体、ＰＨというのは「酸性食品」とか「アルカリ食品」とかいう食品の性質を表す記号だ、ぐらいにしか思っていないのだ。

しかし、体液は身体中の臓器が機能するために各々に最適のＰＨ値を必要としている。唾液はＰＨ６．４、胃液はＰＨ１．２だ。言うまでもなく唾液は弱酸性であり、胃液は強酸性であることが必要なのだ。腸にも腸液があって、これは５．８が最適とされる。このＰＨが狂えば、便秘や下痢が起こる。尿は唾液と同じ６．４。ついでにＰＨ値ではないが、血糖値も90と覚えておこう。

このように主要な臓器はそれぞれが異なるＰＨ値によって初めて機能すると言える。これがＰＨバランスなのである。実はこのＰＨバランスは「健康のゴールドナンバー」としても使える。暗記して憶えておくととても便利だ。街中で「これが食べたい」、「これは一杯飲みたい」という衝動に駆られたら、この「健康のゴールドナンバー」を思い出すことだ。たった1個のドーナツでも、これらのＰＨ値をたちまち変えるからだ。唾液６．４、胃液１．２、腸液５．８、尿６．４、血糖値90だ。これはロクヨン、イチニー、ゴーハチ、ロクヨン、キューマル、というふうに唱えれば覚えやすい。その値が唾液、尿、共にＰＨ６．４というのが理想値であり、人間が食べ物から最大限の栄養を吸収している状態を示しているのだ。

2　いじめの遺伝子、自殺の遺伝子

「遺伝子」即ち、ＤＮＡと呼ばれるものは代々父親と母親から引き継がれるもので、その遺伝情報は永遠に続くのである。それは、たとえ千年でも二千年でも続くのだ。人間一人は約60兆の細胞から成り立っており、60兆の細胞のひとつひとつの中に核があり、その核の中には染色体があり、その染色体の中に遺伝子が保存されている。

ＮＨＫがある日本の若い女性タレントのＤＮＡを、コンピュータを駆使して追跡調査するという番組があった。ご覧になった方もいらっしゃるでしょう。この女性タレントのＤＮＡをさかのぼって、絞り込んだ先祖8組の家系に遂に到達したのだった。そして、カメラはその遠い先祖のルーツ、中央アジアの、シルクロードの国カザフスタンにまで辿りついたのである。

カメラはカザフスタンの山村にそのルーツを訪ねたのだが、更に驚いたことには、このカザフスタンの女性は日本の女性タレントと、まるでそっくりさんのように似ていたのである。ある日本女性のＤＮＡのルーツが遠くシルクロードの国にあったということは隠しようもなく私達の国家のＤＮＡに係わる問題をはらんでいる筈だ。

毎年、晩秋の奈良、正倉院の宝物展が開催されるが、これは聖武天皇の所持品というか、財産なのだが、これらが膨大な数のシルクロードの文化遺産だというだけでなく、日本の国家としての細胞が、シルクロードという名のＤＮＡを持っているということなのだと思わないと日本という国はわからない。

他方、アメリカのＤＮＡといえば、アメリカ大陸発見者であるクリストファ・コロンブスという名のユダヤ人によってユダヤ人のＤＮＡを受け継いだと書いた。このことについても「コロンブスはほんとうにユダヤ人なのか」という質問があった。コロンブスは正確に言えばイタリアのジェノバ生れのマラーノ（ユダヤ人でありながらキリスト教に改宗したために最も汚ない人間といわれた階級）だったのだ。

私がユダヤ人について手ほどきを受けたのは今からもう35年も前、コロンビア大学のシュックマン博士からだった。京都清水寺の舞台の欄干にもたれて二人で話し合ったのを昨日のことのように思い出す。昨今のように世界が地政学的に大きな危機を日増しに帯びてくると、私はいつもこの話を思い起こし、これを中心に据えて問題を頭の中で整理してみることにしている。

・アッシリアなどによって滅んだユダヤ王国の12支族が世界に散ったこと。
・その中のパリサイ人とか律法学者と呼ばれた人たちは、今日のヨーロッパ政財界の中心を形成していること。
・アメリカの中の〝ユダヤ人〟と呼ばれる人々は、実は聖書でいうアブラハムの血を引く正統なユダヤ人ではなく、後にアシュケナージと呼称されるようになった「改宗ユダヤ人」であり人種的にはトルコ系白人であること（前述）。
・彼等は西暦６５２年から１０１６年に滅亡するまで黒海とカスピ海の間の地域にあったカザール王国のカザール人であること。国教を定めていなかったため、カザール王国は絶えずビザンチン帝国とオスマントルコの両方からの政治的脅威にさらされ、キリスト教徒になるか、イスラム教に帰依するかを迫られたこと。

そして、遂にカザール国王ハカンはユダヤ教を国教に選んで両国の脅威から逃れようとしたのだったが、１０１６年に滅亡し、残されたカザール人はドイツ、ロシアなどヨーロッパ各地にユダヤ人として散ったのだ。後にアメリカにも渡って、今日アメリカのユダヤ人と呼ばれるようになったのだった。

この歴史を現今の中東情勢に当てはめてみると、イスラエルを占拠しているのはカザール人である、ということになり、パレスチナを始め中東諸国の反イスラエル主義の根源はここにあるのだということを西側の報道は一切言わない。

「聖書の民のユダヤ人ではなく、トルコ系白人カザール人（即ち、アシュケナージ）が、イスラエル領土を不法に占拠している」という現実。

この歴史を見ないで中東問題は決して解決されることはないだろう。そして、西側の報道陣の九割が、実はアシュケナージの出自だからだ。

ところで、昨年は「イジメと自殺」の一年だった。読者は今回のテーマと文章とが一致していないとお思いかも知れない。

昨年も日本は自殺者が3万5千人を超えた。

しかし、世界で最も自殺率の高い国はどこだとお思いか？　それこそは実は「カザフスタン」なのだ。このDNAの消し去り難い秘密は旧日本軍の神風特攻隊で知られるばかりでなく、古くから切腹《ハラキリ》として日本の武士の精神を形成する信仰に近い哲学なのだ、と言える。この精神こそ、中東の「自爆テロ」、「聖戦ジハード」へと大きな影響を与えているのではないだろうか。

一昨年の「イジメ」は年間38、791件だった。実際にはもっともっと多い筈だ。

私も高校時代、先生からのイジメにあった。今思い出しても、それは凄いものだった。私の親友Ｍ君の家庭にまで行って「あの鈴木君とお宅の坊ちゃんはつき合わない方がよい」などと言い廻る有様。だから私の体験も踏まえて言えば、どうしても「イジメは100％教師の劣悪さ」にあると断言できる。その想いは、後に４年間の大学講師の経験を経てますます確信した。

「すべての病気は遺伝子の損傷である」と言う。遺伝子（ＤＮＡ）の損傷を防ぐのは栄養であり、修復するのも栄養だ。私は日本中がイジメ問題で無責任な問答を繰り返すよりも、一日も早く学校給食から牛乳など有害な食材を取り除き、子供たちの神経と情緒安定のために「オメガ―３」カプセルを全員に支給するべきだと思うのだ。私たちが子供の頃は敗戦後の栄養失調が多く、「肝油」ドロップが毎日支給されていたのを覚えている人も多いと思う。「オメガ―３」も「肝油」も脳神経の栄養素ＤＨＡが摂取できるからだ。

3　アビニヨンの橋

あれはもう今から35年も前、家族でヨーロッパ旅行をしたことがあった。会社の同僚のフランス人の奥さんが南仏のモンペリエ近郊の出身で「ぜひモンペリエの田舎に立ち寄ってくれ」と言うので、行ったのだった。モンペリエは地中海貿易の盛んだった古い街で、市内も迷路のように狭い道が続いていて、道の両側から突然引っ張り込まれたら、アッという間に消されてしまうような恐怖にかられる街だ。もちろん、現代はそんなことはないだろうが、日中、真っ昼間でも、歩いていて決して気分のよいものではない。現に、その時分にもパリに新婚旅行中の日本人の男女がウインドウをのぞいて、ふと立ち寄ったブティックで、新妻が仮縫いに地下の別室へ降りたきり戻らなかったという事件があったのだ。しかも、今日も未解決のままだ。

旦那の方もフランス語が分からず片言の英語でいくら訴えても、店員らしい男は肩をすぼめて両手を拡げ「分からない」というだけだった。ようやく日本大使館が動いてくれたのは翌日だったが、大使館員と男性が再度このブティックを訪れた時は店内の様子もまったく別物だったし、店員も別人でとりつくしまがなかったのだった。その後、この不明となった女性はどうなったのだろう。

　このモンペリエのような古い港街の酒場には、どう見てもこれは日本人に違いないと思われる女性が麻薬漬けにされ、廃人になって船乗りたちの慰み者として働かされているという話を聞いたことがある。それは丁度パリのサンドニのような、暗い街角であった。「あの辺りがそうした街の一角よ」と教えてもらった。夜、モンペリエの古老から夕食をご馳走になり、彼が唄ってくれた古い歌がある。「アビニヨンの橋」という歌だ。「アビニヨンの橋で踊るよ、踊るよ。アビニヨンの橋で輪になって踊る。お坊さんも通る、日本人も通る……」というのだ。何、日本人？　瞬間、ギョッとした。何でこんな橋を日本人が通ったんだ、と思ったからだった。しかし、驚いたのは「日本人が通った」ことばかりではなく、それは学校で教わって誰もが知っている、「アビニヨンの橋」という、あのメロディーではなかったことである。何度も確かめてはみたが、「いや、このメロディーがアビニヨンの橋なんだよ。誰でも唱っているんだ」と言う。そして、この古老は私の質問に対して、「日本人は刀を差して立派な服を着た少年たちだったそうだ」という話をしてくれた。「あ、それは少年遣欧使節団に違いない」

　あの少年遣欧使がどうして、ローマから遥か遠いこのアビニヨンの橋を通ったのだろう。そして、歌にまで唱われている。不思議だ。彼等はローマ法王に謁見するためにローマのバチカンを訪問したのではなかったか。イタリアのローマとフランスのアビニヨンでは余りに方角が違う。

しかし、やがてその謎は解けた。政治的混乱によって、14世紀の中ごろから68年間もの間、法皇庁がアビニヨンに遷都していたのだ。少年使節団は今度も大変な苦労をして旅を続けたことだろう。ローマからマルセーユかモンペリエまでは船に乗って、そこからアビニヨンまで共に約80キロぐらいの道程だったと思われるが、どの道を通ったのか分からない。往復何年もかかった旅が終わってようやく辿りついた日本はキリシタン禁制国家に変貌していた。彼等の運命にも死が待ち受けていたのだ。

彼等が希望に満ちて日本を出帆したころは、織田信長を筆頭に高山右近などのキリシタン大名が誕生し、彼等の未来も洋々たるものと思われた。しかし、種子島の〝鉄砲伝来〟という事件も単なる遭難事故ではなく、それは、はっきりと日本侵略の意図をもったポルトガルやスペインの戦略であった。インカ帝国も、南米も、メキシコも、そしてアメリカもそういう目にあったように、日本にもそれはまずキリシタン宣教師を送ってキリスト教化し、次に軍隊を送って征服するという戦略である。ポルトガルやスペインは強力な王権をバックに抜群の武器、帆船を持つ大国であったが、国内的にはユダヤ人追放令をもって、キリスト教に改宗しないユダヤ人の追放、処刑を発令した。そのため、外国へ逃亡したり、そうでない者たちは、ユダヤ人・コロンブスの軍隊に入って中米やアメリカ侵略、そして同じくユダヤ人のピサロによるインカへの略奪、殺戮の侵略軍として派兵されたのだった。

また、一攫千金を狙った商人も何百人、何千人といた。にわか宣教師も多くいた。

彼等が宣教を表看板にした侵略軍の先鋒隊であったことは改宗ユダヤ人であった宣教師ザビエルの書簡集（第93）にその戦略と手法がはっきりと書き残されている。また、ザビエルの3年後に長崎に来たイエズス会の神父、ルイス・デ・アルメイダにいたってはは「火薬1樽について娘50人」と交換し、主として九州の日本女性を奴隷として外国に売り、巨万の富を築いたとされる。

しかも、この「この娘狩り」に手を貸したのが、高山右近などのキリシタン大名だったことに愕然とさせられる。まるで、今日の米国のスーパーパワーに媚びる日本の学者や政治家のようだ。

少年遣欧使節団員の書いた旅行の報告書が残っている。

「港の行く先々で日本女性が目に付く。ヨーロッパ各地で50万人という。肌白くみめよき日本の娘たちが秘所丸出しにつながれ、もてあそばれ、インド・アフリカの国まで転売されてゆくのを正視できない。

鉄の足枷をはめられ、同国人をかかる遠い地に売り払う徒への憤りももともとなれど、白人文明でありながら、なぜ同じ人間を奴隷にいたす。

ポルトガル人の教会や師父が硝石と交換し、インドやアフリカの奴隷の地まで売っている」と。

希望に胸膨らませて帰国した少年遣欧使節団の4名にも死刑が待っていた。

泣き叫び売られていった日本の女たちも皆死んだという。

胸が張りさけそうな重苦しい憤怒の歴史の事実だけが深く沈殿している。

私の悲しみは、刀を差した少年使節団と遠く地中海、アフリカまで売られていった女性たちがない交ぜのイメージとなって「アビニヨンの橋」に登場しては消えてゆく。

あのきびしい太陽と土埃りの道。「スュル　ポン　ドウアビニヨン、オ、ニ　ドンスオ、ニ　ドンス　アラ　ジャポネーズ……」古老のしわ枯れた歌声の中だけには今もなお日本人が踊っているのだ。

第5章　君、忘れ給うことなかれ

1　老人を粗末にする国は栄えない——五年後に日本はあるのだろうか——

(1) アメリカ人も日本人も、大統領がアメリカを動かしていると思っているがそれは違う。かつて大英帝国の宰相ベンジャミン・ディズレリーが言ったように「世界はその舞台裏をのぞいたことのない人にはまったく想像もつかない人物によって支配されている」のだ。その人物から見ればアメリカ大統領は単なる使い走りに過ぎない。いったい本当の支配者は誰なのか、数年のうちに明らかになる時がくる。

(2) 人間の生命もよく似たことが言える。医学の常識によれば生命を支える「血液は骨髄で作られる」ことになっているが、誰もそれを見た人はいない。ただ世界の学会の通説を信じ込んでいるだけなのだ。それを見たという医師がいたらぜひ会いたい。

大昔から日本にはすごい諺がある。「食べた物が血となり、肉となる」という。だから本当は大腸こそ造血機関なのだ。誰も理解しようとしないが、ゴミを食べていればゴミで便秘が続き、やがてゴミのような血液が造られる。こんな血液がやがて全身に廻る日がやってくる。手の施しようがない。日本人は憐れだ。半ボケの今の日本人は、生命を支える血液を作り出すのが腸だと言っても誰も何とも思わないし、腸が一番欲しがっているものはカルシウムなどのミネラルだと言っても誰も何とも思わない。国をあげてカルシウム摂取には牛乳を飲むのが一番だと見事に洗脳されている。

しかし、考えてもみるがよい。牛は立派な骨を持っているが牧草しか食べない。牛がもし話せるならば、牛に聞いてみてほしい。「丈夫な骨を作るには草を食べるのが一番さ」と答えるだろう。しかし、今だに日本の子供らは給食で牛乳を毎日飲まされて、アトピーになり、先生たちはといえば、給食費も払わずに毎日タダで牛乳を飲むものだから、罰が当ってかどうか知らないが7、000人以上の教師が精神病で入院中だ。

給料を貰いながら入院できるわけだ。牛乳は電子レンジで加熱されればD—プロリンという恐ろしい脳神経の猛毒が発生すると言うのに。そして、世の女性たちも骨粗しょう症になると脅かされてホルモン剤を飲まされたり、カルシウム錠を処方されたり、毎日牛乳を飲まされたり、挙句は乳ガンになってもまだ真実に気付かない。これが憐れでなくて何だろうか。

（3）この1月は大部分を日本で過ごした。日本人として、魂は日本にあるのだが、やはり日本では死ねないと思った。日本人は憐れである。為政者はウソと秘密で事実を隠しつづけ、奸計と悪辣な役人がはびこり、気が付いてふと見渡せば呆れるほどに程度が低くなってしまった大臣の放言などに、毎日毎日取り囲まれて暮らしている日本の庶民は誠に気の毒であり、憐れとしか言いようがない。

これではやっぱり日本では死ねない。マスコミも、馬鹿の一つ憶えのように「格差社会」とか「団塊世代」などともっともらしくテーマとして採り上げるが、何のことはない「貧乏人急増時代」であり、「年寄り急増時代」なのだ。「ああ、日本では死ねない」と思った。

（4）地方都市の経営に失敗した「夕張市」のようなケースが続発すると言われる。会社なら、役員退陣と損害賠償責任が追求されるが、役人は呑気なもので退職すれば済む。民主主義の原理に遡れば、彼等は公約を達成しなかった債務不履行であり告訴されるべきではないのかと思う。このままではまるっきり住民がアホだったことになる。

（5）働いても働いても貧乏になってゆく。何故かわかりますか。マスコミは口を揃えて「格差社会になってきたからだ」などと解説する。嘘をつかれて、ごまかされていることに気付かない。マスコミも国民も見事に感性を失ってしまった。

衆愚が支持した役者まがいの狡猾な首相によって、日本は昨年は三十兆円、一昨年も二十五兆円と、国家収入の半分以上もの巨額な金で、解約できないどころか、下手をすれば返還すら危ぶまれるアメリカ国債を買い続けている。世界中にこんな馬鹿な国があるだろうか。そして、毎年、膨大な出費が国会での決議も経ずにコソコソと勝手に行なわれていいのだろうか。

購入の窓口は多分日本銀行が当たっていると思うのだが、日本銀行って一体、誰の銀行なのか。株主は日本人ではないのか。全国の民間銀行に命じ、10年以上もの間、全国民に金利を払わせない元凶は、この日本銀行なのだ。それはなぜか。ほとんど無利子、無利息で米国に金を提供するためだ、としたらどう思うか。あなたに聞きたい。

これでは働いても働いても貧乏になるのも無理はない。だから、たった一つ、この米国債購入だけでもストップできたなら、月額1万円の生活保護費を更に削られてお風呂にも入れない老人が一体何万人救われるだろうか。給付水準の切り下げで苦しんでいる全国の老人を何十万人助けることができるだろうか。

老人を粗末にした国が栄えたためしはない。だから「美しい国、日本」を建設することは、まず老人に豊かな老後を提供することから始めなくてはならない。

それには国会議員を半数に減らし、公務員を半減させることから始めることだ。やればできることばかりだ。しかし、現実には問題のありかさえ知らされていない。そして、感性を削り取られた日本人は知ろうともしないのだ。日本は、こうしてウソと秘密で真実が隠されたまま、苦しむ無数の老人たちが崩落を告げている。

この国は、わずか5年後にほんとうに残っていられるのだろうか。

つい最近の新聞でこんな記事を見た。アメリカ国際教育協会の発表によれば、日本から米国への留学生が毎年減ってきて昨秋も前年比15%減の2万4、800人、世界5位から6位に転落したとあった。

ここでも中国は30パーセント増の12万7、600人で全留学生の18パーセントを占めるにいたった。

2位はインド、3位韓国、4位カナダ、5位台湾、6位日本、以下サウジアラビア、メキシコ、ベトナム、トルコとなっている。そして彼等の専門分野は、多い順に①ビジネスと経営②工学③生命科学④数学コンピューター⑤社会科学である。

またハーバード大学の学長が来日して「今年の日本からの留学生はたった一人だった。こんなことは初めてだ」と語った、というニュースも流された。こうしたニュースを見て日本の有識者は一様に嘆いてみせたが、私はまったく逆の感想をもったのだった。専攻希望の「ビジネスと経営」ではアメリカは言ってみれば「マルチ商法」経営学と、破綻したリーマン金融工学の国である。２位の工学でも、Ｇ・Ｍ、クライスラーが代表、日本のトヨタ、ホンダに比して学ぶべきものもないのが現状であろう。こう見てくると留学希望者が減るのも当然だ。学生の彼等こそ世界の将来を見ているのだろう。

2　医療のルネッサンスが始まっている

今、日本では医師不足という不気味な現象が起きている。実はこの医師不足という現象は既存の医師がどんどんと古い医療業界から逃げ出しているということなのだ。まるで沈む船から真先にネズミが逃げ出すのと同じだ。

今日、2時間も3時間も待合室で待たされ、わずか5分の診療が普通だと言われる日本の医療は、同時に医師にとっても耐えられない労働環境なのだ。

それはどこに原因があるのか。

その原因の大部分は医師ではなく厚労省にあるのだ。厚労省は特定の製薬メーカーの「薬」を病院に購入させ、医師といえば好むと好まざるとに拘わらずその薬のセールスマンとして患者に売りつけることに専念させられ、これによって薬の大量生産と大量販売が可能となり、結果として毎年大量の役人が製薬メーカーへ天下りしているのが本当の姿なのだ。

日本という国の税収はわずかに50兆円、そのうち毎年約25兆円を超える社会医療費が薬代として、いわば、製薬メーカーのための収入となっている。その上、更に20兆円が悪徳公務員の給料。あとは赤字国債発行。

　このため老人の介護保険料は値上げされ、老人の医療費自己負担率も引き上げられた。しかし、製薬会社はどんどん収益を伸ばしているのだ。

　おおよそ25兆円という莫大なお金が社会医療費という格好のよい名前で、その大半は大手製薬会社へ廻っているのと同じなのだということ。これは製薬会社にとって一種の売上保障に等しい。換言すれば、政府が税金を使って買上げ保障を与えているのと同じであり、その見返りとして毎年何百人という厚労省からの天下りを製薬会社が受け入れるのである。上から下まで何百人だ。マスコミで報道されているのはこの内、わずかのトップクラスの天下りだけ。余りにも実体に合っていない報道が事実を伝えないから、今日の日本の政府、行政は市民の無知によって救われているのだ。

　市民の権利が何物にも優先するという民主主義の原理に目覚める時がくれば、不当で悪辣な行政に対して訴訟を展開する人や機関がどんどん増えてくる筈だ。日本の今日の姿は到底〝美しい国〟とはいえたのものじゃない。〝いじめ〟によって幼い生命が失われているし、年間3万5千人を超える自殺者が続いている。そして、年間360万人の堕胎中絶が行われているのだ。一日1万人の子供を殺しておいて何が「少子化」か。一体この国のどこが美しいのか。どうやって美しくしようというのか。

かつて製薬会社の大手Sが社会保障という名目で買わせる薬だけで飽き足らず、「サルノコシカケ」というキノコから「クレスチン」という抗ガン薬を作ったことがあった。「サルノコシカケ」は何千年も前から伝統的漢方薬として利用されているものだ。しかし、これを当時の厚生省に持ちかけ保険適用の医薬品に指定させ、一般業者が売買できないようにしようと企んだのだった。一時は「薬務局長通達」まで出されて、あわやという事態になった。厚労省は消費者の反対運動など完全に無視したのだ。なんといってもエイズ問題でさえ逃げ切ろうとした役所だ。だから、健康食品業者の反対などは問題にもしなかったのだが、やがて全国各地の医師や病院から「クレスチンは効果がない」という苦情が殺到するようになり、止むなく厚労省は保険適用から除いた。しかし、S社はそれまでに既に1、000億円以上を売り上げて、不当利益を一銭も返還していない。

漢方薬は栽培から製造まで極めて繊細な手続きを必要とし、伝統的な抽出方法を用いてようやく人の口に届くものであり、副作用だらけの危ない薬を作る製薬会社が、金儲けだけでサプリメントを作ろうとしても、そう簡単には作れないこともわかったのだ。

「副作用だらけの危険な薬」という表現が不当だ、と言うのならば、厚労省は抗ガン剤「イレッサ」で多数の死者を出しておいて謝罪したか。そして、この様な酷い副作用の薬は、他にも200種類以上あると言われている。

この、薬とは呼べない「毒薬」は間質性肺炎を起こしたり、皮膚をただれさせて失明させたり、筋肉細胞を破壊したりして遂には死に至らせる。そして、アスピリンぜんそくからカゼ薬、抗菌剤など200種について厚労省は「安全対策マニュアル」なるものを作成したらしい。200種を超える危ない薬を認定したのだ。まさか、「クレスチン」と同じような裏取引があったのではないのか。明らかに責任回避の言い逃れに過ぎない。

そして、恐ろしいことには日本中の病院で、これらの〝くすり〟をマニュアル通りに、今日も、明日も患者に投与しつづけているのが現実なのだ。

これでも、あなたは病院にかかりますか？

現行の政府の保険制度では「保険を持っているから病院にいかないと損だ」と思わせるように仕組まれている。

この仕組みの奥底には「一人でも多くの善良で無知な消費者に、必要でもないのに「薬」を押しつけよう、売りつけようとする魂胆があるとしか思えない。「薬」を売るための「店舗」は病院であり、「薬」を売捌かなければならない「セールスマン」は常に医師なのだ。医師こそ誠にお気の毒だ。

このシステムが勢いよく回転すればするほど製薬会社は儲かり、製薬会社が儲かれば厚労省から天下る職場が増えるという仕組みになっているのだ。

これでも、あなたは病院にかかりますか？

国会議員という人たちが本当に国家の財政立て直しを考えているならば、「病院にかからない健康法」を考え出すべきなのだ。

具体的に申しましょう。「保険に加入しているから病院に行かなければ損だ」という発想を一旦はご破算にして「病院に行かなかった分」はたとえ何パーセントにしても保険料を返還するというシステムにすることだ。淋しい老人たちが待合所代りに病院ロビーに集まるのではなく、「私は3ヶ月病院に行かなかったの。そうしたら1、000円の払い戻しがあったのよー。嬉しいわー」という具合に仕組みを変えればいいのだ。

(以上は拙著「病院にかからない健康法」の内容と一部重複しています)

3　君、忘れ給うことなかれ――脳を若く保つのは紫色の栄養素――

私が出版した著書「病院にかからない健康法」(明窓出版) でもその主要部分を占めているテーマはアルツハイマーでした。自分はどこから来たのか。自分は誰なのか。自分はどこへ行こうとしているのか。肉体は亡びずに魂が消えて行く、といった、言わば魂を蝕む病気について、今日からでもできる予防と対策を書いた。しかし、残念なことに今日の医学はほとんど無力だと言えるだろう。政治も行政も、ほとんどなす術を持たず、家族もただ疲れ果てて患者をケアホームに送り込むしかないのだ。

今やケアホームの40%はこうしたアルツハイマー患者によって占拠されつつあるといいます。しかし、ケアホームに送り込める人たちは幸いだ。なぜなら先日も、ある知人が紹介された先は月額7、000ドルもの料金を支払わなければならず、到底私たちのような庶民には支払不能だから安いホームを捜さなければならない。ようやく捜し当てたホームでも月額3、000ドル。信じられないかも知れないが、そこでは道端の雑草(?)のようなものを煮込んだ食事を食べさせられ、ちょっと文句を言おうものなら難癖をつけたといって殴られるというのだ。人ごとだと思っているととんでもない事になる。凄惨な現実から目をそむけてはならない。

日本では、家庭内で自分の家族から暴行や暴言などの虐待を受けていたと確認したケースが去年1年間だけでも12、575件あったと厚生労働省の調査で分かったというのだ。

また、ケアホームなどの介護施設の中で虐待を受けていた事例も53件あったと言うのだ。恐らく実態はもっともっと深刻な筈だ。なぜなら、虐待された老人からの申告はもみ消される例が多いからである。

介護老人に対する暴行や暴言があったと厚生労働省が確認した12、575件のケースでも、通報者からの通報に基いて行った確認であり、実際は18、393件もの通報が寄せられていたのだ。この通報の中で役所の職員が確認したものだけでも12、575件あったというわけだ。

通報と確認の差、5、818件はなぜ生じたのか。

私はこれこそが申告によって一層の暴力を受ける恐れを抱いて前言を翻した弱い立場の老人の悲鳴のように思えてならないのだ。また、ここで特に注目していただきたい問題は、厚労省の分析によれば虐待を受けた高齢者の40%が特別の介護を必要とする認知症、即ちアルツハイマー患者であったというのだ。そして、これらの40%の認知症患者は約8割が女性、2割が男性だった。女性のアルツハイマー患者が圧倒的に多いのだ。

私が苛酷な現実から目をそむけるな、と言うのは、虐待をしていたのは実の息子が37%、夫が14%、娘が14%、息子の嫁10%だったという事実があるからなのだ。

虐待のパターンとしてはどんなものがあったのか。

まず第一には殴る、蹴るなどの暴行64%、次いで「死ね」などという暴言による精神的、心理的虐待。介護の放棄、つまりほったらかし、そして、本人の財産を勝手に処分してしまうなどの、いわば経済的虐待だ。

これが現実の社会なのだ。

だから、私は今回のタイトルを最初、「君、忘れ給うことなかれ」としました。今日から脳を若く保つように。決してある日突然に自分が誰なのか、自分はどこへ行こうとしているのか、が分からなくなってしまわないように。

そして、何よりも、本当は愛する息子や夫が介護の日々に疲れ果てた挙句、魂を失ったあなたに対する虐待者と化してしまうことのないように、あなた自身の手で自分をアルツハイマーから守る手だてを講ずるように心掛けることを忘れてはならないからである。

専門家は決してこんなことは言わないと思うが、本当の若さは脳が若くなければならない。そして、脳を若々しく保つにはまず目を若く保つことである。目は脳に直結しているのだ。ですからブルーベリーのような強烈な抗酸化物質を含む食材を欠かさないようにしなければならない。ブルーベリーのような抗酸化力は、多くむらさき色を帯びた果実や野菜に多く含まれ、それらはポリフェノールやアントシアニン、エラジック酸、プロアントシアニジン、バイオフラボノイドなど計りしれない程の老化防止力と言ってもよい抗酸化力を持っているからである。

それらブルーベリーをはじめとする紫色の植物栄養素こそ、今日ファイトヌートリエンツ（Phytonutrients）と呼ばれ、アメリカ栄養学の最も注目を集めるものだ。どんなものが、どんな効力を発揮するのか？　それは①老化防止②記憶力回復③認識力向上④細胞レベルの健康度向上⑤全身の血液循環⑥美肌効果⑦免疫力アップ⑧脳神経機能の向上、である。真剣に取組みさえすればこれらは本当に入手できるものなのだ。

例えば、老化防止にはアントシアニン、アサイ（Acai）、レッドキャベツ、ゴジの実、マンゴスチンなどが力を発揮する。全身の血液循環にはゴジの実、フルーツのポメグラネート、ビルベリー、ブラックベリー、ブラックチェリー、ブルーベリーが効果的であるばかりでなく血管を丈夫にしてくれる。

ブラジルのアマゾン原産のアサイは紫色のブドウのようなフルーツで、抗酸化力No.1であり、太陽の紫外線や公害の化学物質から肌を守る役目を持つものである。その他にもカムカム・フルーツ、ブラックラズベリー、プラム、エルダーベリー、フィグス、エッグプラント（なす）、むらさき人参、ビート、ラズベリーからストロベリーまで、すべての天然の抗酸化物質を植物系栄養素として摂取することが理想である。

この夢の栄養素を結集した植物系酵素パウダー「天使のパン」を発表した。そして、今度は錠剤の頭脳食品「メモリー」を世に送り出した。人体の中で最も多くの栄養を必要とする器官は脳だということを忘れないで下さい。

確かな記憶力、明晰な判断力、脳を若く保つアルツハイマー予防に必要な、いわば「頭脳力」がフォスファテディールセリン、フォスファテディールコリンなどであり、これらをディメチルグリシンなどによって更に強化するのである。ある日突然に夫や妻がお互いの名前を忘れることがないように、頭脳の栄養素を今日から摂って下さい。

第6章　人生を後悔しない！

1　近未来人の食事を知っていますか

今日のアメリカでセレブと呼ばれるハリウッドのスターや、ＩＴ富豪など富裕階層の間にばかりでなく政界の著名人たちの間にまで、実は〝正食〟という名の日本式の伝統食習慣が静かに拡がっているのをご存じの方も多いだろう。

日本で〝正食〟と呼ばれるこの広義の〝玄米菜食〟は、アメリカのある大病院長、アンソニーサテイラロ博士自身の玄米正食による末期ガンの治癒体験発表によって全米に知られることとなったのだ。

この〝玄米正食〟、アメリカではマクロビオティックという名の完全自然菜食運動は、現在ボストンに本拠を置くKUSHI・INSTITUTEによって本格的な推進運動が行なわれている。

何年か前、８日間の集中セミナー（KUSHI INSTITUTE主催）が開催されるというので、私も妻と連れ立ってボストンに行ってみたことがある。ボストン郊外のウエストウッド大学という小さな大学の校舎の、丁度夏休み中の教室から学生寮までほとんどを借り切ったこのセミナーは、参加者が泊まり込みで、実に６００名を超える大規模なものだった。

出席者のほとんどが白人系の人たちで占められていることが、まず私にとって驚きだったが、その６００人以上の出席者が、いわば日本古来の正食法を学ぶ有様に驚いた。八日間の食事が毎度〝玄米正食〟であることは勿論だが、午前、午後そして夕食後もさまざまな講義や料理講習が行われた。それは動物性蛋白質（肉、魚、乳製品、卵など）を一切とらない完璧な菜食主義であるから、神様の教えよりも科学の論証を信じる私のような凡人は何キロもの減量を見事に果したのだった。

そもそも正食、即ちマクロビオティックとは戦前、桜沢如一という極めて独創的な食養研究家によって始まったのだったが、戦後、アメリカでは KUSHI・INSTITUTE の久司道夫氏によって発展した。先述のアンソニーサテイラロ医師のみならず、多くのアメリカの政治家や著名人がマクロビオティックによってガンを克服した事実が報道されると、マクロビオティックはトム・クルーズからマドンナに至るまで芸能人の間に次々と広がったのである。

〝正食〟の最も重要な点は生命力を高める食材を食べるということに尽きる。しかも、玄米や粟、きびなど、雑穀類で精白しないものをよく噛んで食べることなのである。肉類、砂糖類は一切ダメ。

ボストン・セミナーの最終講義で久司氏は次のような話をした。

彼が2〜3年前ベネズエラに旅行したとき、帰路ニューヨーク行きの便が、出発予定時刻を2時間も遅れたため出発ロビーで待たされたという。やがて場内のアナウンスが流れ、「皆様、只今このエアポート上空にUFOが現われ、これがなかなか立ち退いてくれません。ずっと待っているのですが、このUFOがいなくなり次第出発しますので今しばらくお待ち下さいますようお願いします」という放送だったというのだ。

そんな出来事もいつか忘れてしまって半年も過ぎた頃、ボストンの久司氏を訪ねてベネズエラから3人の来客があった。一人が通訳で二人が当人だ。彼等はこう話した。

「私たちはベネズエラから来ました。農夫をしています。今から半年前、私たち二人が自分の畑で農作業をしていた時、突然空からUFOが降りて来ました。恐怖の余り、二人とも畑にひれ伏してじっとしているとUFOの扉が開き、宇宙人が降りてきたのです。宇宙人は私たちのそばに立つと、あなたたちは KUSHI を知ってるか？ と言うのです。知らない、と言うと今度は MACROBIOTIC は知ってるか？ と言うのです。何も知らない、というと宇宙人は「我々は MACROBIOTIC をやっている KUSHI を捜している。KUSHI は今この近くにいる筈だ。だから、KUSHI にぜひ伝えてもらいたい。MACROBIOTIC を急げ、と。もう余り時間がない、と伝えるのだ。頼みましたよ」と何度も言ってＵＦＯは飛び去って行ったのだった。さあ、それからが大変でした。村の誰に聞いてみても誰も KUSHI は知らないし、MACROBIOTIC も知らないので、町に行って聞いたが誰も知る人はいなかったけれど、カラカス市のこういう人に聞いてあげよう、という人がいて、ようやくあなたに結びついたわけです。私たちは確かにお伝えしましたよ。いいですね」と言うのだ。宇宙人の言ったことは、もう余り時間がないということ。現代人が今のような食事を続けていると人類の間の衝突は避けられなくなるだろう、ということ。衝突は２０３８年に起きるだろう、それは従来の戦争というイメージで想像したら大間違いで、文字通りスターウォーズとでも言うべきものでアメリカ、ロシア、中国など先進各国が既に宇宙空間に打ち上げている衛星の打ち落とし戦争となること。その時、衛星からの電波に依存する地上のあらゆる産業は壊滅する時がくるのだ、と。だから人間の精神平和を作り上げるマクロビオティックを急がなければならない、と。決して争わない平和の心は完全菜食によってのみ可能なのだから、と。

私の体験でも忘れられないことがある。その一つは、今から45年も前、ロサンゼルスのシティホテルを下宿代わりに月極めで独り住いしていた頃、私は夕食後、運動がてら決まって一人でダウンタウンのデパートや商店街でウインドウショッピングをして歩いたものだった。今日では信じられない程ロサンゼルスは安全で平和な街だった。それから間もなくベトナム戦争が始まって様相が一変してしまった。戦争では別名「戦闘食」と呼ばれるパック入りのハムソーセージ、チョコレート、チーズ、堅パン、インスタントコーヒーなどの酸化食品を食べた兵士たちが引き挙げてくると、社会も人心も一変し、ロサンゼルスは物騒な都市へと転落したのだ。

マクロビオティックで自ら末期のガンを克服したサテイラロ博士が、後日、日本各地を講演したとき、彼が目撃した多くの日本の若者がアメリカ的な生活様式を模倣し、ハンバーガーやフライドチキンなどの酸性食品に群がっている姿を見て落胆したように、今日の日本は街に溢れる現代の「戦闘食」によって見事に当時のロサンゼルスになったばかりか、子供と親が互いに殺し合うまでになったのだ。日本の家庭の食卓がまさに「戦闘食」に溢れているではないか。

私がアメリカ最大のハーブ会社の日本代表を勤めていた頃、中南米原産の「パウダルコ」という樹木内皮のパウダーでガンを克服した、ニューヨークのバレイロ牧師の体験談の発表講演会のため、通訳として札幌から福岡まで7都市を同行したことがあった。

旅行中、一番困ったことはガン体験者としてのバレイロ夫妻の食事だった。当時の日本にはこうした人が安心して食べられるレストランが皆無だったからだ。夜を徹して酒を飲む店ばかりだった。バレイロ牧師が医師からガンの最後通告を受けたとき、女子高生の姪がやってきて「ガンなんかすぐ治るんだって聞いたわよ、何をそんなに落ち込んでるの？」と言ったというのだ。子供ってしょうがないナァ、わけも分からずにこんなことを言うんだから、と思ったバレイロ牧師だったが、「どうすれば治るの？」と聞いたところ「パウダルコという名の木の皮のお茶を飲むんだって！　おじさんも飲んでごらんよ」と言う。

バレイロ牧師のガンはパウダルコによって見事に回復に向かうのだけれども、私は今日にいたるまで日本で初めて紹介したという一種の使命感も手伝ってパウダルコ茶を販売し続けているし、M10―8シリーズのキトサンS・Sや、ハーバルティーにも原料の一部としてパウダルコを使っている。パウダルコとは何か、と問う人が多い。つまり、パウダルコを知っている人は少ないというわけだ。パウダルコは天然の鉄分などを含む浄血茶で、かつてはインカ帝国の王様のお茶だったと言われる。エネルギーを与えてくれる不思議なお茶だ。

2　愚かなりわが心（心臓と脳卒中）

私が仕事で使うレターヘッドには英語の社名の下に日本語でこう書いている。

「貴方にとって最良の医者は貴方自身です。貴方の身体を貴方以上に知っている人はいないのです。自分の身体を正しく判断し正しい解釈を下せるのは自分だけなのです」

これは私が体験を通して学んだ真理である。他人の言葉に惑わされるなということだ。『進歩した』、『発展した』と自己宣伝ばかりの医学も本当は高血圧の原因は何なのかすらも分かっていないのだ。病気を克服したようでもガンが治せないし、メタボメタボと騒いでいるが、医学は〝生活習慣病〟という名の成人病の大半ですらいまだに解明してはいないのである。

生活習慣どころか、まだ「生きていること」自体が分かっていない。人間は自分の力で生きていると思ったら大間違いである。ホルモンが働き、自律神経が働き、そしてそれは遺伝子によって支配されているのだ。じゃあ、遺伝子を操作しているのは何者なのか。神さまなのか、科学なのか、結局は分からないが私は「食事」だと思っている。難解になって恐縮だが、CH3で表わされるメチルグループというものがある。Cは炭素、Hは水素。だからCが1つと3つのHでCH3である。これが遺伝子を組立てたり、修理したりするのである。メチレーションというものだ。

最近、50代のガン死亡者が増えているが、別に60才、70才といった私と同世代の有名なマスコミ人も亡くなったり、ガンが再発して再切除のため入院といったニュースも増えた。

他人の事にはあれだけ立派な評論をしている人が、自分のこととなると愚かにも病院直行で手術というのはどういうわけであろうか。こういう人たちはだいたい普段は他人の言うことをきかない、世間の常識を小馬鹿にしている人が多いから平気でタバコを吸っていたり、よく酒を呑む人が多いようだ。筑紫哲也さんも亡くなったし、最近では鳥越俊太郎さんもガン再発で手術入院と報道された。ガンは切除しても転移する。ガンは血流に乗って移動し、リセプターという格好の棲家を見つけるとそこに入りこむ。つまり転移である。これを切除しても、また転移だ。しかし、世の多くの人はなぜか手術と抗ガン剤へ流れて行く。

私が25年前に興味を持ったのはキトサンオリゴ糖（キトサンではない）、即ち、正確にはN—アセチルキトへキサオースというキトサンを低分子化した小糖類と言われるものである。単にキトサンと呼ばれるものは多糖類であり高分子ですから全く吸収されないのだ。他方、キトサンオリゴ糖はガン因子が転移しようとリセプターに入り込む前にあらかじめこの入口を防ぎ、転移できないようにする。私もこれは凄いと思った。以来、20年を経てこれが今日のM10—8 S・S キトサンコンプレックスと言われて、多くの人に支持されるベストセラーとなった。中味は世界の海洋国家ノルウェーのキトサンやキトサンオリゴ糖が断トツの原料になっている。

さて、人間の遺伝子には30億個もの情報が入っていると言われている。その情報の中には「お前は70才で死ぬ」とか「50才で死ぬ」といった情報があらかじめ組み込まれていると思う。しかし、70才で死ぬべき人が60才で死んだり、50才で死ぬ人が70才になってもピンピンしている事例はたくさんある。それは本人がある種の「情報操作」をしているに違いない。誤解のないように言っておくが、この「情報操作」は、遺伝子が喜んで自ら寿命を引き延ばすように毎日、正しい栄養の食生活や適度な運動をとり入れ、しかもストレスのない豊かな精神生活を重ねて行くことによって可能なのだ。これがメチレーションと言われるものである。決して薬によってではない。遺伝子のプログラムでさえ「食」によって修正できるのだ。また逆に、遺伝子に傷がつけば反対の悲しい結果になる。遺伝子の組立てや修理に絶対必要なものは、ビタミンB6、B12、葉酸、コリン、メチオニン、マグネシウム、亜鉛、カリウムである。

私が「電子レンジを止めなさい」というのは、電子レンジがビタミンB6、B12、葉酸を破壊してしまうからなのだ。そして、更に驚くべきことは、アルツハイマー患者の脳神経組織を死後解剖してみると、B6、B12、葉酸が全く枯渇しているそうだ。あなた、それでも電子レンジを使いますか。

「遺伝子の組み替え」などと言って病気にならない人間をつくり出すという研究とか、万能細胞から臓器を作り出すといった医学は遺伝子が設定したプログラムを人工的に変更させることになり、考え方によっては全く別な人間を作ることにつながる。長嶋茂雄が2人出てきていいものだろうか、と思う。

しかし、その危険な企ては既に始まっている。1995年、スイスで遺伝子を操作することで14の眼を持つハエが誕生したり、1998年には東京でカエルの人工臓器が作られ、これを移植したところ、ちゃんと機能したのだ。同じく98年、アメリカで筋肉もりもりのダブル筋肉ねずみが誕生、ダブル筋肉牛も作られた。この牛のステーキはたちまち売り切れたそうだ。そして、2010年にはプリンストン大学の予測では、決して肥満にもアル中にもならない遺伝子操作の子供が生まれる、というのだ。

こうして結局『人類は今や神の領域に到達した』とか何とかわけの分からないいろんな理屈をつけて核兵器の使用を正当化したように、専横国家は金儲けのためのコピー人間を製造し、更なる金儲けの材料にするのだろう。どのようにするのか？　早い話が、9人の長嶋茂雄がチームとなった巨人軍ができると考えればいい。もし世界の『自律神経』が正常に作動するなら、滅茶苦茶な市場原理主義が崩壊したように同じ運命を辿るだろう。

しかし、現実には金儲け第一主義国家の金融集団が政治家と結託して、詐欺商品を世界中に売り捌いたことが分かっていても誰も謝らないし、誰も投獄されない。これが再生をかなり遅らせることになる。特に驚くべきことは米国は世界に疫病を蒔き散らしておきながら、世界の国家にも、自国の国民にも一言の謝罪もないことだ。また、この米国の詐欺師達と結託して、日本を今日のような窮地に陥れた日本の政治家と経済学者は売国奴として訴追されるべきなのに、情けない無智無能な愚かな日本国民はいまだにこの犯罪人を『首相にしたい人№1』に掲げている。これは大マスコミが、情報という遺伝子を使ってこれでもか、これでもかと情報操作を繰り返し、世界一の愚民を作り上げたからに他ならない。こうなると国家は亡びるしかないかも知れない。最近、あの有名な万有引力の法則を発見したニュートンの文章が発見された。その中で『世界は２０６０年に終わる』と書いてあるそうだ。ニュートンの旧約聖書研究は有名だ。もし彼の予言が的中すれば金融詐欺師だらけのアメリカも、猿真似専門の愚か者だらけの日本も共に年貢の納めどきを迎えるのだ。

昔、高校一年生の頃だった。『愚かなりわが心』という映画がやってきた。街角に貼られた映画ポスターには『My Foolish Heart』という英文タイトルと共に女優スーザン・ヘイワードが大きく映っていて「観に行きたいなぁ」と何日もポスターを眺めていた。しかし、大事な期末テストが近づいていたし、諦めざるをえないと思っていたのだ。

それはテストの前日、学年一の秀才T君が突然私の家にやってきた。そして、こう言ったのだ。「ねぇ、鈴木君、今来てる映画『愚かなりわが心』今夜観にいかないか？　今日で終わっちゃうんだよ」と。私は思わず耳を疑った。彼は秀才らしくいつも青白い顔で額も広く柔和にニコニコしていながらそれでいて滅多に人と口を利かないのだが、自他共に学年切っての秀才と認められていたから、私にとっても恐れ多い尊敬の対象だった。その彼が突然私の自宅にやってきたことがまず驚きだったが、次には街にアメリカ映画を観に行こう、というのだ。当時はまだテレビもない時代だった。アメリカ映画も、スーザン・ヘイワードも夢のまた夢だった。映画ポスターを毎日眺めて溜息をついていた私は「僕も観たい、観たいと思っていたんだけど試験のことが気になって……」と答えるのが精一杯だった。すると彼は「テストなんかどうということもないよ。平気だって、平気。大丈夫、帰ってきてからサッと教科書に目を通せばいいじゃないか」と言うのだ。この「サッと目を通せばいい」という一言で私の心は決まった。学年一の秀才に誘われたという誇りもあったし、また、いわば「敵に背中を見せる」ようでは情けないではないか、と手前勝手に思ってしまったのだ。

思えば身の程知らずだった。秀才はサッと目を通せば済むかも知れないが、凡才はとてもそうはいかない。学校側はあの学期末のテストの結果によって生徒の大体の進路を見ていたらしいのだ。即ち、テストの成績を分析して、早くから国立大学グループか私立大学グループか、に分類されたわけだ。卒業後T君は国立のT大へ進んだし、私は私立のW大に進んだ。学校の分類した通りだった。しかし、運命は分からない。彼が三井グループの本社に入社した後も、何度か会ったが、その後3年もしない内に、私がアメリカ勤務中、彼は机に伏せたままの姿勢で心臓発作で亡くなったのだ。あれから半世紀近い時が流れた。

『愚かなりわが心　My Foolish Heart 』の映画のストーリーは忘れてしまったが、あの柔和な秀才の顔は忘れられない。今日、私の60種類程の製品の中での最新作「M10―8カルディオ」は彼の顔を思い浮かべながら、もし彼が存命ならば二度と決して倒れる事のないようにと発売した製品なのだ。

この文章を書いているこの瞬間にも、貧しくとも楽しかった日々の中を肩を並べて歩いた宝石のような貴重な思い出は脳裡から離れない。

失われた生命は還って来ない。だから、相手がどのような権威であろうとも私は万感の怒りを込めて言いたい。他人の言うことに決して惑わされるな。メチルグループをとり入れるためには、メチレーションのための栄養サプリメントをとり、そして「食事を変えなさい」と。メチルグループの食事は大豆、米、オートミール、魚、玉子の黄味、濃緑食野菜、レタス、もやし、ビート、レンティル豆、果物全般、アボカド、全粒穀物などだ。

NHKテレビでも活躍していた料理専門家・小林カツ代さんという人がいる。彼女は現在脳卒中（くも膜下出血）で寝たきりと聞く。私の友人、T君は心臓発作だったが、脳卒中も共にホモシステインという毒性アミノ酸の血中濃度が高かったのが原因である。心臓発作は米国の死因№1であり、第2位はガンである。

M10—8S・SとM10—8カルディオの併用はその強力な予防策となる筈だ。

3　人生を後悔しない！　栄養十戒

あらゆる健康食品アドバイスに混乱している方、諦めることなかれ。いわゆる「長寿を全うできなかった」人々の死因の半分は、食事内容などの生活形態の選択によるものなのだ。ここにあげる10項目であなたの食事を改善し、体を健康にし、長生きすることが可能になる、と最先端の科学者たちが彼らの研究結果で明らかにしている。

(1)　オリーブオイルを使おう

大量（1日に大スプーン1杯以内）のオリーブオイルを食する人はコレステロール値が良く、また血圧も安定している。つまり、心臓病にかかることが少なく、癌や関節炎にかかる確率も低く、長生きしている。先ごろ発表された研究結果では、オリーブオイルを適量取り入れた食事をすることで、しわも予防できることが分かっている。

一番良いのは「エキストラ・バージン」、更に「コールドプレス」という搾油法でできたオリーブオイルである。

（2）全穀類を食べよう

心臓病、癌、糖尿病、さらに肥満や早死にを予防するためには、全穀類を食べることだ。たとえば、オートミール、麦、全穀パン、玄米、ポップコーン、焙煎して砕いた雑穀などだ。精製された穀類と違って、全穀類は繊維質や抗酸化物質、抗癌物質、コレステロール低下物質、血管の詰まりをなくす物質、そしてエッセンシャル・ミネラルを大量に含んでいる。

（3）高脂肪質の魚を食べよう

ただの魚ではなく、脂肪分の多い魚（新鮮あるいは缶詰のサケ、まぐろ、いわし、さばなど）は健康によいものだ。こういった高脂肪の魚類だけがオメガ3と呼ばれる種類の油分を含んでおり、動脈をクリアに保ち、心臓のリズムを維持し、脳（ボケ防止）や関節の機能を良くする。最近の研究結果では、一週間に一度でもこういった脂肪分の多い魚を食べただけで、心臓発作で死亡する危険率が44％減少した、ということだ。

（4）ナッツ類を食べよう

毎日少しの木の実（ピーカン、ウォールナッツ、アーモンドなど）あるいはピーナッツを食べることで、50％も心臓病の危険率を低下させることができる。新しい調査では、非常に大量の野菜と全穀類の食事をし、少量のナッツ類を食べることで、悪いコレステロール値ＬＤＬが何と一週間で30％も低下したという結果が出ている。他の研究結果ではナッツを食べることで長生きにつながった、という結果も出ている。

（5）お茶類を飲もう

煎じて入れられたお茶（ティーバッグでも葉でも）には驚くべき力があり、脳溢血、心臓発作、癌、神経病の予防になる。紅茶でも緑茶でも同等の抗酸化効果があるが、緑茶にはＥＧＣＧと呼ばれるたいへんユニークな抗癌物質および脳細胞保護物質が入っているといわれる。しかし、私の知る限り、緑茶メーカーの社長や茶道の家元などガンで死亡している方が多く、どうもこれが気になる。ミドリ色の着色料を用いているとすれば恐ろしいことだ。完全オーガニックであることや品物の選択に注意すべきだ。

（6）フルーツと野菜を食べよう

野菜や果物類は高血圧、心臓病、糖尿病、癌、関節炎、脳溢血、しわ、肥満、ボケ防止などなど、ほとんどの慢性病に効果がある。たとえば、最新の研究結果では、毎日1カップのブルーベリーが、研究対象グループの反応時間（神経など）を向上させた、という報告がある。フルーツや野菜はビタミン、ミネラル、繊維質、抗酸化物質の宝庫だ。特に良いのはベリー類（ブルーベリー、クランベリー、ラズベリーなど）、かんきつ類、濃緑色野菜だ。

（7）良い炭水化物を食べよう

悪い炭水化物類の食品は血糖、インシュリン値を上げるが、良い炭水化物の食品（低グリセミン指数の食べ物）はそうではない。研究結果から、インシュリン値が低いという事は長寿につながると言われている。乾燥豆類、レンティル、ピーナッツ、ヨーグルト、オートミール、さくらんぼ、ブルーンなどの「よい炭水化物」食品を食べることによって、大腸癌、心臓病、体重増加、記憶悪化などを予防することができる。

（8）肉類、動物性脂肪、トランス型脂肪、ナトリウム（ソディウム）類を避けよう

これらすべては健康を破壊する。赤肉（牛肉やベーコンなど）、特にフライした肉類は大腸癌に直結します。牛乳や、バター、チーズ、ソーセージ、ステーキ、鶏肉に含まれる飽和脂肪は動脈がつまる原因になる。マーガリンやスナック類、ドーナツなどに含まれるトランス型脂肪酸も同様に動脈硬化の原因だ。塩分の取りすぎ（塩化ナトリウム）は寿命を縮め、血圧が正常であっても心臓病の原因を作るもとになる。ほとんどの醤油

や味噌はこの塩化ナトリウムの塩を使っているのだ。

(9) 少食を心がけよう

「食事の量を半分にするだけであなたの健康は確実に向上するでしょう」とある専門家は語っている。食事の量を減らすことはあらゆる研究結果で明らかになっている。体内でより多くのカロリーを消化することで、老化も早まり、癌、心臓病、糖尿病、アルツハイマーにつながる。動物実験では、食事量を減らした場合、寿命がかなり伸びている。

(10) マルチ・ミネラルなどの補助食品をとろう

葉酸、ナイアシン、ジンク、ビタミンB12、B6、C、そしてEといったマイクロ栄養素が欠乏すると、被爆したり、化学汚染されたのと同様のDNA破壊が起こり、発癌原因となる。これらの栄養素を少しでも補充してやることで、免疫力は増大し、慢性病の予防、長寿につながる。しかし、ビタミンの中には人間を元気にすると同時にガン細胞を元気づける性質のビタミンがあるから専門家に相談なさるのがよい。

第7章　時は鳩のように飛ぶ

1　マラーノの戦場

最近ロシアを訪ねた旅行者がサンクトペテルブルグで買物をしてドル紙幣で支払おうとしたら「ドルは受取れない。ＥＵユーロか、ロシアのルーブルにしてくれ」と言われたそうだ。

ところがこんな話はロシアばかりではないのだ。ドバイを訪ねたグループがホテルロビーで数人でコーヒーを飲みながら仕事の打合わせをした。コーヒー代を支払おうとしたら「７００ドルだ」というので、それは高いな、と思ったが支払ったところ「一人分７００ドルだ」というので二度驚いたという。「いやならドバイの金で払って下さい。米国ドルは誰も受け取ってくれないんだ」とのこと。馬鹿なのか、正直なのか知らないが、日本だけが1ドル81円とか、83円だとか言って毎日変動を伝えているのはどうみても誰かが操作しているとしか思えない。世界の実体経済はもうとっくに、米ドルを信用していない。

先日もサブプライムローン問題で巨額の赤字となった米国シティー・グループは、急拠サウジアラビアの政府系ファンドから融資を受けて危機を免れたが、その金利たるや12パーセントだという。これはほとんどサラ金なみだ。つまり、巨大金融機関がサラ金レベルの借金をしたというのだ。下手をすると「資本主義の崩壊」という危機を引き起こしておきながら、しかし、ただ巨大な軍事力を持っているという事実だけでこの国は世界を支配しようとしているのだ。しかし、どんな巨大国家でも、軍事国家でもサラ金から高利で金を借りるというのは会社だったらもう倒産である。

この倒産会社の、ハーバードだの、イェールだのと秀才面をした青二才のMBAたちが日本の官僚や銀行を脅かし、政治家をアゴで使ってきたのだ。「アメリカ政府の日本に対する年次改革要望書」という名の「命令書」があって、1994年以来、毎年内々に提示されるが、国民の多くが望みもしなかった「郵政民営化」も、小泉元総理が何と言い訳しようとこの命令書に従っただけの話であり、「裁判員制度」の導入もまったくアメリカの要求項目どおりなのだ。そして、今度はTPPだ。これによって日本ももうすぐアメリカ並みに「目を閉じて石を投げれば弁護士に当たる」と言われる程、世の中は弁護士だらけの訴訟社会に変わっていくわけだ。今や日本は、ザビエルやアルメイダたち改宗ユダヤ人、マラーノの戦場となってしまったのだ。二千年のぬるま湯につかったままの日本人はマラーノの恐ろしさを知らない。

２　日本最後の砦、後期老齢者保険

そして、今度は「後期老齢者医療保険」だ。これもアメリカからの命令に外ならない。「郵便貯金」の次の宝の山はいよいよ「保険」なのである。日本の保険会社と言えば、契約者に掛金を払わせるだけ払わせておいて、本人が死んでもロクに保険金を払わないという詐欺まがいの恐ろしい会社ばっかりだから、どっちもどっちという形だが、「市場の成り行きに任せる」とか、「市場活性化のために競争原理を導入すべき」とか言って日本の国民皆保険という優れた健康保険システムを壊し、日本市場をアメリカの保険会社の手に渡してしまおうとお宝を狙って攻めているのだ。

今や、サブプライム問題を筆頭に、アメリカ発の世界恐慌が起きようとしているのは、すべて彼等の間違いによることにまだ日本は気付かない。日本人は気が付かない。マスコミも気が付かない。これでは藤原正彦氏の言うとおり「史上最低の国民」と言われても仕方がない。しかし賢明な読者なら気づくだろう。今日アメリカ巨大資本を牛耳る面々のＤＮＡは、あのコロンブスであり、ピサロなのだ。かつての渡来宣教師と一緒になって日本の経済も歴史も秩序も文化も、一樽の火薬と交換に売り渡そうとしているキリシタン大名の現代版が、あの小泉や竹中といった政治家だ。そして、そのDNAも出自が不明だとさえ言われている。

「75才を過ぎれば何故後期なのか？」とか「後期高齢者は早く死ねというのか？」などという愚にもつかない論争だけが延々と続く。日本の老齢者は行き場を失って病院に集まっているのだ。保険証があるから診察して貰おうと外来受付にやってくるのだ。やれ睡眠不足だからとか頭が痛いと言って。食べ過ぎただけで胃が重苦しい。やれ風邪気味だ。やれ便秘だ。といった理由だけで病院を訪れられたらたまったものではないから、75才以上の老人は泣いてもわめいても奴隷のように縛り上げて、南蛮船に押し込んで売り飛ばしてしまおうとされているのに、それでもまだ気付かない日本人。あなたたちの選んだ国会議員という名のキリシタン大名が国会に溢れているのだ。

すべては怠慢で過ごした自分自身の何十年の罰だ。こんな愚かな国民になってしまったのは長い間の政治行政の責任が大きいが、藤原正彦氏の言うとおり、われわれは遂に史上最低の国民に成り下がってしまった。

病院に行列して順番を待つ老人の半分以上は、本当は自分の知恵で、或いは正しいサプリメントで治せる症状ばかりだ。腸の調子が悪いならイオン化されたミネラル。肺や心臓だってシトルリンやグルタチオン、N―アセチルシステインで済む。サプリメントについてもっと知るべきだ。こうしたサプリメントの効果を教えるなと長い間、行政は秘密にしてきたのだ。それは、サプリメントにこそ効果があるからなのだ。

3　時は鳩のように飛ぶ

光陰は矢のように飛ぶかも知れないが、しかし、時代は鳩のように飛ぶのだ。つまり、時代は光ファイバーのように真直ぐ飛びはしない。時代は重要な情報をもたらしては再び飛び立つ伝書鳩によって次第に明らかにされていくのに似ている。

人間は誰でも飛躍しようとして天空へ舞い上るが、空から見た人間世界が地上で想像していたものとはかなり違うことを知ると、一旦戻ってきてはその都度反省する。戻ってくる先は自分の巣しかない。分かっていても早や今年も最後の月になってしまった。こんな時、巣に戻ってはさまざまな分析や反省を繰り返してはやがてまた飛び立とう。思えば今年は実にさまざまな思索をすることができた年だった。

飛んでは戻り、戻ってはまた飛んで、遂にある日、オリーブの緑の枝をくわえて帰ってきた鳩から、ノアが新しい大地に近づいていることを知ったように、鳩を飛ばしては道先案内させ、遠く東の果ての日本までやってきたノアのような一族がいたとしても何の不思議もない。そして、鳩がオリーブの枝ならぬ重大な歴史の一枝をくわえていることも決して珍しいことではない。

昭和47年（1972年）、奈良県明日香村で高松塚古墳が発見された。かつて何者かによって盗掘された痕跡があったが、よくご存知のように後に国宝となった彩色壁画を筆頭に、漆塗りの木棺、人骨、大刀の銀製の装具、鏡、玉類、土器などが発見されたのである。しかし、発掘調査が進むにつれて不思議なことが次々と分かってきた。人骨がバラバラに散乱した状態だったことだが、まとめてみると人間一体分ぐらいにはなったのだが、最も重要と思われる頭蓋骨がなかったのである。つまり首無しだったのだ。

そればかりではない。大刀の銀製装具はあるのだが大刀の刀身がなかったのである。学者がさまざまな被葬者の特定を主張したが結局は分からずじまいだった。しかし、天井に描かれた星宿図から判明したのは、どう見てもこの本人が「天皇か又は皇太子」であることは動かし難いことだったのである。極彩の人物壁画も天皇か皇太子に仕えるとねりか、うぬめと一緒に歩く本人の姿も画かれていたのであるが、その本人の顔だけは無残にも削り落とされていたのだった。つまり首無し遺体と、壁に画かれた顔さえもが消されていたことになる。

こうしたさまざまな奇怪な状況の中で、当時大阪市立大学教授の行った人骨鑑定結果の発表が驚くべき情報をもたらした。それによれば、本人は筋骨たくましく、肩幅広く、足も長い、腕も長い男性で、当時の背の低い日本人としてはめずらしく、かなり大柄なまるで外国人の男性のようであったこと。そして、更に決定的で重大な点は、木棺の中央上部にとり付けられていた菊花紋の飾りの中心にヘロデ王の紋がくっきりと飾られていたことである。この家紋は今日でも、エレサレムのヘロデ大王の門の真上に存在するのだ。つまり、高松塚古墳に埋葬されたかつての天皇、もしくは皇太子の木棺の中央部に取りつけられた彼の家紋はユダヤのヘロデ大王と同じ家紋だったのである。

つまり高松塚古墳の被葬者は天皇か皇太子であり、しかも彼はユダヤ人だったと結論付けうる情報を伝書鳩はもたらしたのだった。

しかし、何らかの圧力か故意かは分からないが報道機関も学者もほとんどこの家紋問題を取り上げようとはせず、それは「天武天皇の皇子の弓削王子だ」とか、「忍壁皇子であろう」とかあるいは「天武天皇自身ではないか」などという話題に集中して家紋問題はなぜか隠されてしまったのである。

しかし、隠しても隠し切れない血の痕跡はあちこちに残った。

〝エルサレム〟を表す〝平安京〟〝シオン〟を表す〝祇園〟。祭りのお御輿。

今日の日本人が、自分が何者かも知らず、小学校時代から英語を習って喜んでいることの何と空しいことか。

ユダヤ人は知っていても、自分が間違いなくユダヤ人の血を引いていることも知らない。ユダヤ人の先祖はセム族といい、髪も黒く眼も黒いスメル族、バビロニア、アッシリアなどの混合と言う。だからもともと、日本人の風貌に近い。紀元前７２２年、ユダヤ十支族、即ちユダヤ北朝はアッシリアに滅ぼされた。その後どこへ消えたのか、歴史上の謎とされる。これが、「失われたユダヤ十支族」なのである。

次は南朝二支族がバビロニアによって滅ぼされて70年間忍従の境遇に置かれた。

彼らがペルシャ帝国によって解放された後も、紀元前７２２年ごろ追放された十支族の姿は依然として消えたままであった。どこへ行ったのか。この十支族こそ、中央アジアをはるばる越えてアフガニスタン、中国、更に日本へと逃げのびたであろうことを想像してほしいのだ。

ここでいつも私は伝書鳩を思い付く。鳩を飛ばし、偵察する、前方の情報を得る。長い長いシルクロードこそ彼らの逃走の跡だ。何百年もの逃走、何世代にもわたる移動は彼らに類い稀な叡智と才能を与えたのである。奈良正倉院御物と言われる膨大な宝物はこうして運ばれたのだ。しかも、何百年にもわたって運ばれたのだ。

私から見れば、ボストン・レッドソックスもボストンという街も、色濃くユダヤの文化を持っている。そして、京都と姉妹都市である。有名なハーバードやMITの大半はユダヤ系教授陣で占められている。彼らのボストン移住は日本に比べれば極めて新しいから比較にならないが、一旦優勝のために有能な投手が必要だと決めれば獲得するための金には糸目をつけない。

しかも日本の松坂大輔をスカウトするために、驚いたことに彼の高校時代からの登板を、毎年、スタンドから常に観察していたことである。中々真似できるものではない。

彼らの意思決定は一日や二日でなされるものではなく、何百年にわたってシルクロードの苦難の逃走の歴史を背後に蓄積した叡智によってなされていることが分かる。

自分が誰だったかをあっという間に忘れ去って、我が子ににわか英語を勉強させる日本人は哀れである。何百年とは言わずとも、3年や5年はアミノ酸のトリプトファンやフェニルアラニン、リジンなど考察力のための栄養を摂ってからでも遅くはない。プレートランチやラーメンで考察力が養われるわけがない。

「時は鳩のように飛ぶ」──古いフランスの諺である。

第8章　脳こそもっとも栄養が必要なのだ

1　ああ、魂が消えて行く

ミケランジェロという名の一人の天才によって画かれた、バチカンのシスティーナ礼拝堂の天上画（ラ・ボルタ）は1598年5月10日に始まり4年間の歳月を費やして完成した。

この天上画の中の、有名な「アダムの誕生（または、『アダムの創造』とも訳される）」は長い間私が実物を観たいと切望していたものだった。

アダムという青年は、この世の最初の人間とされる。それはご自分の形とそっくりに土を固めて神様が作ったと言われる。つまり神様そっくりの土人形だったわけである。「アダムの誕生」は、神がご自分で作った人間に初めて魂を注ぎ込む姿を描いているのである。言うまでもなく、皆様もこの画はよくご存知の筈である。

向かって右上に神は右腕を伸ばし人差指を差し出し、左側に横たわる青年アダムの左手の人差指と互いに指先の先端が触れようとしているのである。長い間、私の抱いていた、この画の実物を観たいという願望の中心こそ、「この指先と指先の先端が正に互いに触れ合おうとして実は触れ合ってはいない」という状態を確かめたかったからなのである。

この互いに触れない人差指と人差指の先端に一体どんな意味があるというのだろうか。それは今から20数年前、人間の脳神経伝達の仕組みについて学んでいた私は、人間の脳神経細胞の細かい枝（デンドライト）から突き出されるエクソンと呼ばれる、丁度人差指の先端のようなところ《178頁、図1参照》から神経伝達を指令する物資、即ちドーパミンやセロトニンと呼ばれるニューロトランスミッターが、電流が火花を散らすような仕組みで放出される事を知った。《179頁、図2参照》

このようなスパークライク・アクションによって放出されるニューロンは受信される細胞にキャッチされ、次々と神経伝達が行われるのである。《180頁、図3参照》

この様な、いわば人間の「魂」の伝達の仕組みを、500年前にどうしてミケランジェロは知っていたのであろうか。右腕と左腕、人差指と人差指。

ミケランジェロが告げようとしたのは何だったのか。

500年を経た今日、恐ろしい事に神の人差指の先端から注ぎ込まれた人間の魂が急速な勢いで消え去ろうとしている。神が見捨てたのか、それとも神が与えた魂を奪っていく犯人がいるのか、いるとすれば誰なのか。

認知症やアルツハイマー、神経統合症やガンやパーキンソンについても医学は何の答えも与えてくれてはいない。

しかし、私たちは間違いなくこうした病が急増しつつある現実に直面しており、やがてサプリメントが多くの効果をもたらすことに気付くだろう。サム—e（SAM—e）、ドーパミン、セロトニンなどは迫りくる必要に対応する使命は増大する。そして、読者のあなたがよくよく食品を選び、例えばコリンの原料となる大豆を常食し、ドーパミンの供給源となる良質のバナナをとり、神経強化のためにアルファァルファァを欠かさないように。また酵素食品やコエンザイムQ10を毎日食べるように。蛋白質食品も脳神経ホルモンの原料となると言ってもよいトリプトファンというアミノ酸が豊富な食材を捜して日常にとり入れることで必ず報われる日がくるのだ。

2　脳こそもっとも栄養が必要なのだ

人は脳あればこそ歓び、楽しみ、笑い、冗談を言い、嘆き、苦しみ、涙することを知る。脳あるが故に、思考し、見聞きし、美醜を見分け、善悪を判断し、快適、不快を覚えるのだ、と言います。

知っていましたか、人間の身体の中で最も贅沢に大量の栄養素を必要とする器官は脳です。この事実を大前提として、私は「食事上の改善と工夫」という一覧表を作り、皆さんに提案したのです。この私の提案は、単に大量の血液や酸素、といった脳細胞が最も必要とするものの供給を目標としているのではありません。「それでは、他の目標があるのか？　それは何？」とお考えでしょうから、先にそれを一言だけ申し上げておきましょう。それは、大きく分けて二つの目標です。

一つは「脳流血量」という、微細な毛細血管のすみずみまで流れなければならない血液の循環を、もし阻害したり、血流を邪魔するような障害物が存在するとすればそれを排除しなければならないのです。脳の中の毛細血管の閉塞とか血栓などのダメージは脳血流量にとって致命的であり、たとえ10秒間でも血流の流れが停止すれば、脳の活動も止まり、意識も働かなくなり、失神するに至るのですが、この血流の阻害物質とは何か。現段階では何一つといってよい程明らかにされてはいないのです。しかし、私の疑いは、

①アルミニウムをはじめとする重金属
②牛乳、チーズなどのプロセス加工によって出来る有害なカルシウム
③薬（高血圧、コレステロール）、食品添加物、缶ドリンク、酒、鶏肉など肉類、油、砂糖の摂り過ぎ、危険な調味料、まちがった調理法などによって発生する「過酸化脂質」
④脳神経毒D-プロリン排除のために一日も早く電子レンジ（マイクロウェーブオーブン）の使用をストップすることです。

これらを整理すると①アルミニウム②有害な種類のカルシウム③過酸化脂質④電子レンジの使用という4つの血流の阻害要因であり、犯人だということになるのです。これらの犯人たちに対する防犯警備システムこそ、私の提案する『食事上の改善と工夫』

なのです。

①アルミニウムはまず薬に含まれています。特に解熱剤一般、痔の治療薬などです。食べ物ではどうかといえば、パンを作る時のパン種やふくらし粉などと言われる重曹、「水を混ぜるだけですぐ出来る」などという形で売られているケーキミックス、プロセスチーズ、ノンデイリークリーム（乳脂肪でない植物油などの原料）、テーブル食卓塩などは絶対に食べてはならないと言うものです。

そして、もう一つ恐ろしいものは「水道水」です。水道水の恐ろしさについてはここで詳しく書きませんが、今迄にも「浄水器を備えるしかない」と何回も申し上げてきたからです。

また、私たちを取り囲む家庭用品にもアルミニウム製品が数多くあり、鍋やヤカン、湯沸しポットなどの加熱によってアルミニウムが融けだし体内に取り込まれる疑いは、もはや明らかでしょう。それにも拘わらずＮＨＫを始め、多くのテレビの料理番組で、さも得意げにげすな料理を作って見せる者ども（野郎ども）はほとんどアルミ鍋を使っているのをご覧になるでしょう。それが「現実」なのですが、「バカが、今にお前もボケ老人となって他人様に迷惑をかけるんだ」と思って見るか、或いはいっそ見ない方がよいのです。毎日使う炊飯電気釜も、中身はアルミが多いでしょう。けちけちしないでせめてステンレスか高級品を買うことです。

②牛乳や乳製品の多くは飲まない方がよいのです。私は、戦後のアレルギー人口の急増は、学校給食で、養鶏場のブロイラーのように、同じものを食べさせられたこと、また、飲め飲めと飲まされた牛乳に原因があると確信しています。今や、その証拠に全国民の7割がアレルギーとなっているのです。農薬だらけの牧草を食っている牛だから、病気だらけの牛だから、などとは当然すぎることですから言いません。そんなことまで検《しら》べていたら、キリがありません。問題はカルシウムなのです。摂氏130度の殺菌処理や、防腐剤、プロセス加工など販売側の利益のためだけに、本来はカルシウム分の摂取を目的として子供に無理矢理に飲ませ続けてきた牛乳は、今は恐ろしい飲み物へと変わったのです。吸収もされない牛乳のカルシウムが、内臓のいろいろな器官にヘドロになって沈着し、多くの外科医が手術の時に驚くという話を聞いています。プロセスチーズと言う名のチーズもすべてアルミニウムを含んでいます。

③ 過酸化脂質について言えば、米国では老人性のシミが多い人はアルツハイマーになる危険性が高いという説が有力です。シミが、過酸化脂質による細胞の崩壊だとすれば、顔のみならず脳細胞にもおなじような破壊が起きていると考えるのも当然でしょう。

④ 牛乳と乳製品をマイクロウェーブにかけると、L—プロリンという名の蛋白質がD—プロリンという脳神経に対しての猛毒に変わります。安易に電子レンジを使う習慣を捨てて下さい。

さて、そこでテーマである認知症について知っていただくために、ここでどうしても脳神経細胞について最小限のことを学んで下さい。私が素描した画ですが、これが脳神経細胞（Neuron　ニューロン）です。ニューロンはエクソン（Axon）と樹状突起（Dendrite・デンドライト）からなっています。右下に傍線したのは、細胞核をあらわします。そもそも脳細胞（ニューロン）は１４０億個あるというのです。《図１》を見て下さい。（次頁）

細胞核を中心にたくさんの突起がまるでアロエの葉のように伸びています。デンドライトと言うのですが、樹の枝のように延び伸びているからか日本語で「樹状突起」と言われるものです。また、この中に長い軸があり、その先端がたくさんの線（コード）に分かれていますね。これをエクソン（Axon）神経線維と言います。神経線維のこの枝分かれした一本一本が今度は別の脳細胞のデンドライト（樹状突起）へ連絡（後に記述）するのです。別の言い方をしますと、エクソンは送信機であり、送信内容は、神経線維という通信ケーブルを通じて隣の細胞のデンドライトという受信機へと送信されるのです。

その関係を図にしたものが《図2》脳神経細胞の送信と受信です。（次頁）

これは分かりやすいように、デフォルメし、つまり見易くしてありますのでエクソンとその神経線維などと大きく表してあります。

図1　神経伝達の仕組

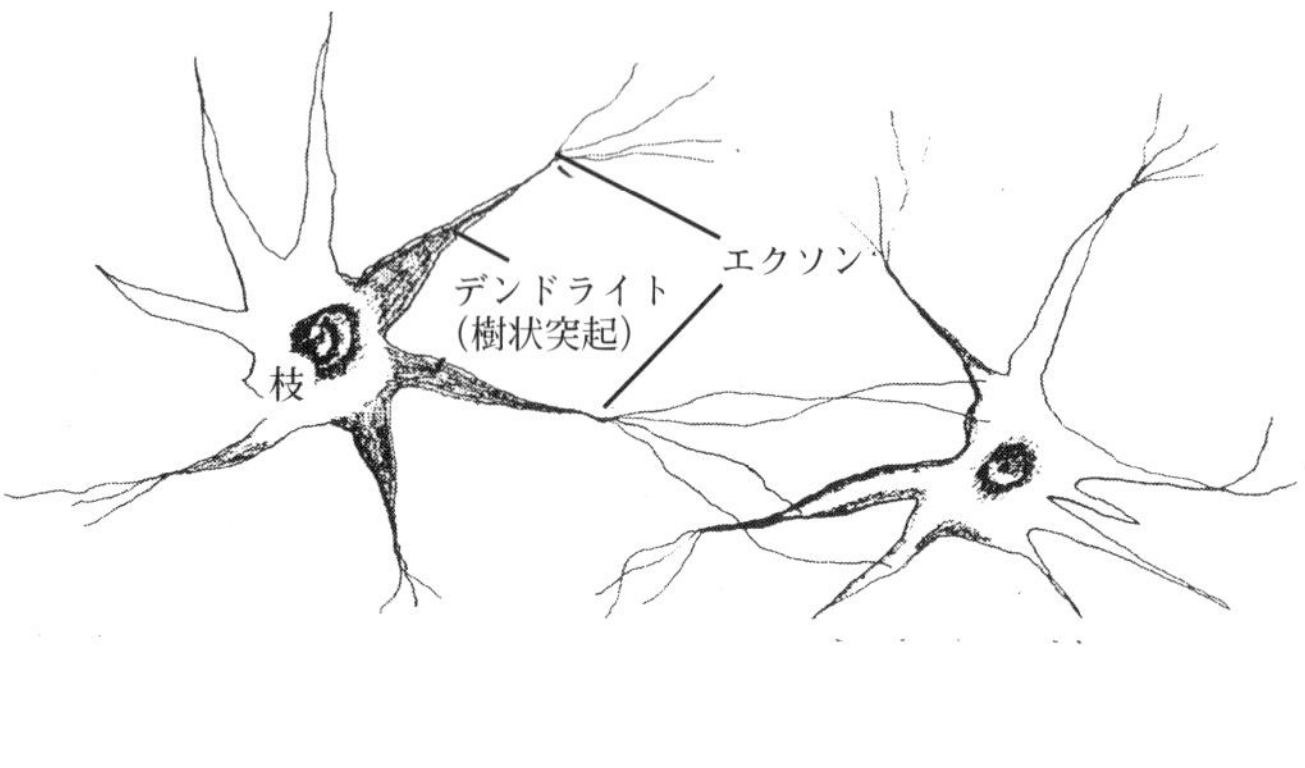

　さて、送信と受信は「連絡」という言葉で理解されていますが、実際はつながっているのではなく、接触する一歩手前の状態です。エクソンの先端の一本の枝の先から電気の火花が散るような、パッ、パッとちょうど電気接触のような感じで送信内容がスパークすると思えばよいでしょう。これが脳神経伝達の本当の姿であり、「スパークライクアクション」と呼ばれています。これがミケランジェロの描いた神の指先とアダムの指先の意味なのです。

　このスパークによって、電信文が送信機から受信機へと送られていきます。そこで、この電信文とは何かということになります。「電信文」というのは脳神経伝達物質（ニューロトランスミッター、即ち、ドーパミン、セロトニンなど）と言われるものです。ですからスパークライクアクションによって神経線維はその先端から脳神

図２　脳神経細胞の伝達と受信

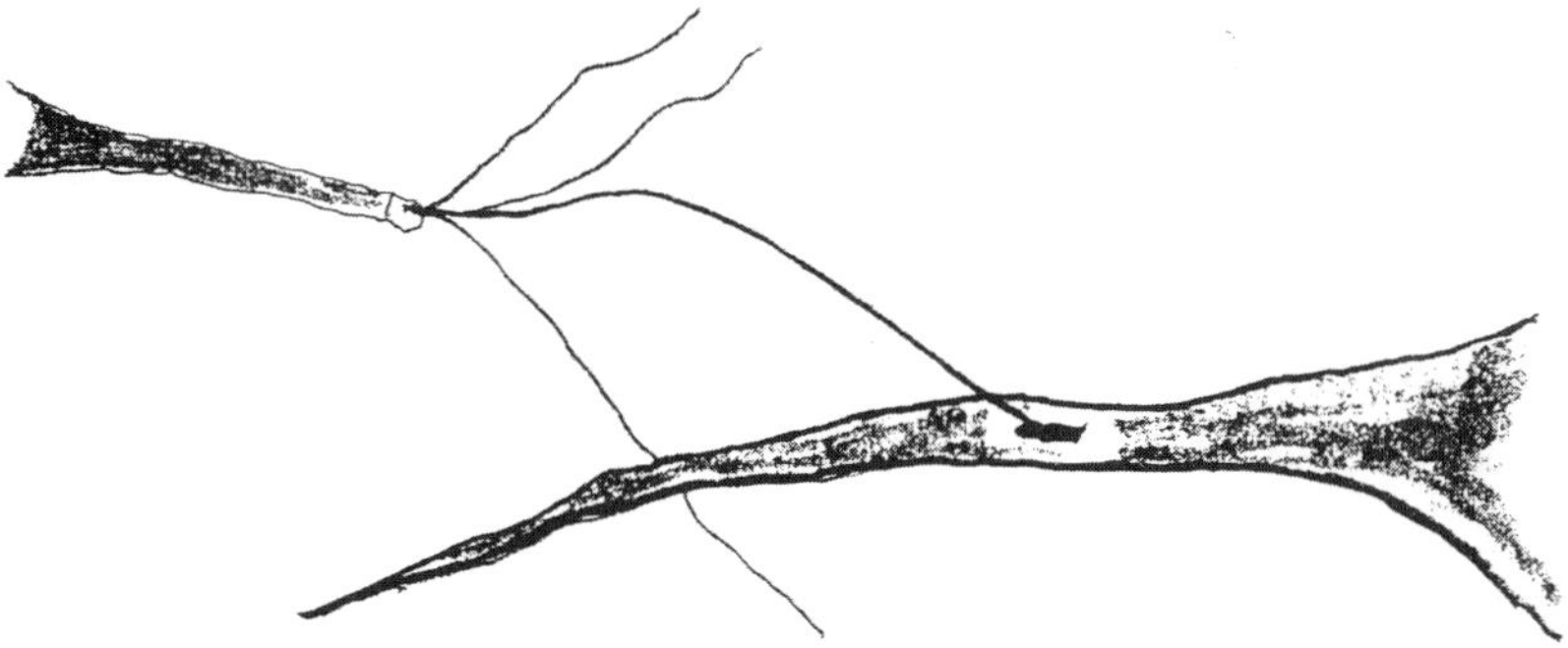

経伝達物質を放出（送信）するわけで、受信機であるデンドライトの「連絡」の模様を拡大したものが《図3》です。

図3

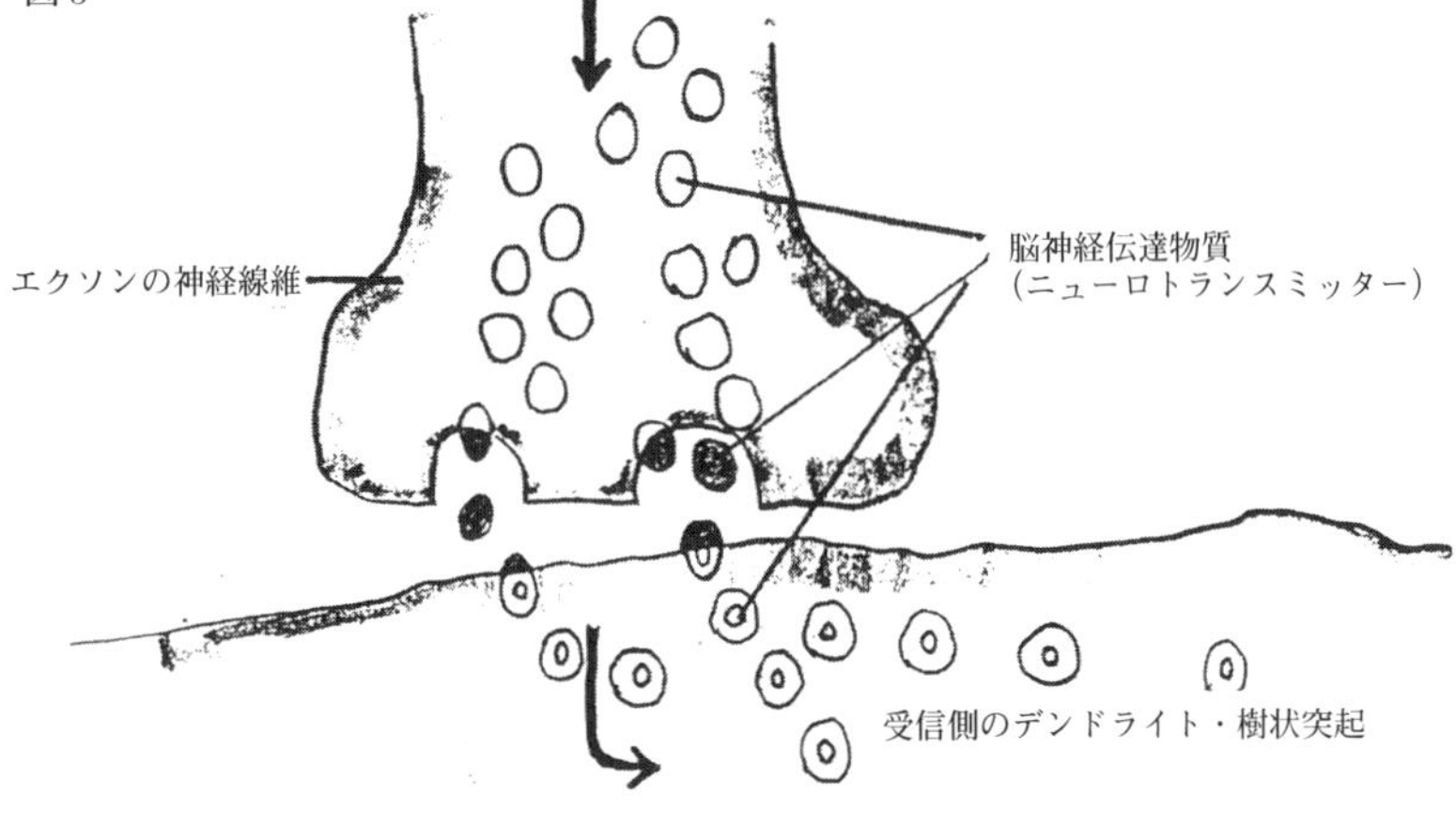

3　認知症スローウィルス説

20年前、神経学者のスタンレー・プラズナーはニューギニアの未開部族に多発する奇病で、脳がまるで海綿のようにスカスカになって死ぬという伝染病を研究した。やがてこの病気は「余りの恐ろしさに身が震える」という意味からKURU（土語）と呼ばれるようになった。

プラズナーはこの病気の原因として部族の中にいまだ残る人喰いの儀式による汚染があり、伝染性の感染因子が存在するとして、これを「プリオン」と名付けたのです。

人肉と牛肉にどれほどの違いがあるかは分かりません。

プリオンというある種の蛋白質を更に有名にしたのは「狂牛病」でした。狂牛病も伝染性のプリオンが人間にも感染し20年後、30年後に発症するというスローウイルスだと分かってきたのでした。

今日では、プリオンが原因ではないかとされるパーキンソン病も、アルツハイマーも、肉食による遅発性の感染因子が脳神経組織を破壊していくのではないか、と疑われるようになってきているのです。

確かにアルツハイマー患者は急増しており、その治療法は全くありません。家族の名前を教えても何も判らず、自分の糞尿を壁にこすりつけ、押さえようとしても凄まじい力でハネ返し、真夜中の徘徊を始めるという、魂が消えてしまう病気です。

全米のナーシングホームは58％がこうしたアルツハイマー患者によって占拠され、米国死因第4位、毎年、約10万人の患者が確実に死んでいきます。「アルツハイマーだけにはなりたくない」という気持ちは身近に患者がいればよく理解できるものです。

アルツハイマーがKURUや狂牛病やパーキンソン病と同じく、プリオンという蛋白質因子が原因だとするかのように、世界中に今、牛肉犯人説が拡がり始めており、世界に3万店ものハンバーガー店を運営するマクドナルドも密かにビジネスの転換を計りつつあります。加えて、ローストチキンの「ボストン・マーケット」、オーガニック飼育で有名なカリフォルニアのナイモン牧場の豚肉のみを使用する「チポーレ・メキシカン・グリル」というレストランチェーンを運営する一方、英国の有名な自然食サンドイッチ・チェーン「プレタ・モンジェ」のアメリカ展開に着手しているのです。こうした一連の極秘行動は、彼等が牛肉の持つ危険性を予知し始めていることを示唆していると言えるでしょう。予知すればこそ、世界で誰知らぬ人のない「マクドナルド」という名前を一切伏せているのです。

最後に、アルツハイマーの原因説と言われるものを並べてみます。

①牛肉（その80％を占めるというハンバーガー）を長年食べ続けた人に多いとする説。

②病院の薬（特に血圧、コレステロール治療薬）とCTスキャンなどの検査を短期間に何回も何回も重複して受けた人に起きるという説。

③運動不足と血液循環の悪い人。部屋に閉じこもりがちな人に多いとする説。

④アルミニウムなどの重金属が脳に堆積するのが原因（ビール缶から出る、鍋から出る、薬品類から出る）とする説。

⑤何のサプリメントもとらず「栄養は食事から摂れる」といった時代錯誤で老年となった人に多いとする説。

⑥以上が複合されて遺伝子が変性をきたしたときに発病するという説。

いずれにせよ、アルツハイマー患者は現在、65才以上が5〜7％、75才以上が20％、85才となれば、実に40％に達するとされています。

4　電子レンジ（マイクロウェーブ・オーブン）説

拙著「病院にかからない健康法」にもかなりのスペースをさいて書きましたが、本書でももう一度強調しておきます。すでに私を知るたくさんの人たちは今日、電子レンジを捨てています。

電子レンジの加熱は「振動」によるものであって、それは1秒間に実に200万回の振動を加えることによる熱なのです（前述）。

カリフォルニア大学の研究ではこの振動加熱ではかえってE―Coliバクテリアなどの細菌は18倍も増えることを指摘していますし、英国の公衆衛生研究所は、ご飯、にんじん、玉子、チーズ、カレー粉などの電子レンジ調理を行って玉子のサルモネラ菌が死滅しないことを指摘しています。つまり、消費者が漠然と思っている「電子レンジでチンすればその熱でいろいろな細菌は死ぬんだ」というのはまったくの間違いだということなのです。それどころか最も重要なことは、スイス工科大学の生化学研究室では電子レンジで加熱調理した時に起きる食物自体の変化を、次のように指摘しています。即ち、電子レンジの調理によって、

①食物が決定的に酸化する。――これによって血中へモグロビンが減少し酸欠状態となる。
②蛋白質分子が損傷を受ける。――これにより血中へモトクリットが増加し、貧血となる。
③脂肪細胞が肥大化する。――白血球のみが上昇する。
④葉酸、ビタミンBグループ減少。――コレステロール上昇。
⑤リンパ球減少。これによりE―Colir、サルモネラなど有毒細菌が増加し、奇形児の危険性が増え、細胞の前ガン化が発生する。

これでも電子レンジ、使い続けますか？

おわりに

30年の薬漬け人生からの脱出

某書店で何気なく手に取った一冊の本「病院にかからない健康法」——これが鈴木先生とのご縁につながろうとはその時点では思いもよらない事でした。一気に読み終えました。〝目からウロコ〟状態でした。同時に一種の爽快感と共に今までの胸の内のもどかしさを払拭する事が出来ました。

膠原病と診断されて30年。人生の約半分をこの病と共に歩んで来た事になります。この間一日たりとも休む事なく、ステロイド剤を飲み続けて来ました。強い副作用も出ましたが、若さの故か家事も育児もこなし、その後約20年間は、体調の波はあったものの何とか普通に生活が出来ておりました。10年程前から合併症である血管炎症状が出るまでは。

それからは、入退院の繰り返しで、ステロイドパルス、エンドキサンパルス、免疫抑制剤服用等々、体にダメージを与える治療（？）が続き、Q．O．Lが極端に落ち、無力感に苛まれる様になりました。そんな中でも、薬のみに頼るのではなく、当所から常時、何らかの代替《だいたい》治療と言われるものを併用しておりました。

サプリメント、食事療法、医療気功、エネルギー療法、針灸、整体等々。自分で勉強し、考え、選択し、試しの繰り返しで、正直、はっきり体でこれだと感じたものには出会えませんでした。しかし、今ここにこうして生きているのは、そういう事も無駄ではなかったとは思っております。

今年の2月から鈴木先生のご指導のもと、キトサンコンプレックス、セルサポート、セルエナジー、天使のパン、ウルトラグリーンズ、まるごと五穀と、食事改善にも取り組みました。

ある時ふと気が付いたのですが、何だか、体に芯が通った様な日がある事に。「アレッ！　私、元気じゃない？」って。

先月も風邪をひいたのですが、いつもと違って長引いたものの、ひどくもならず治癒しました。薬で免疫が落ちているはずなのに、こじらせる事もなく治ってしまったのです。

また2月にはステロイド（プレドニゾロン）一日20ミリグラムを服用しておりましたが、7月には一日16ミリグラムと少しづつですが、順調に減量出来ております。CRPもゼロの状態です。ＩgG５０４と低値ですが、これがどの様に変化するのか、またステロイドがどこまで減量出来るのか楽しみでもあります。出来れば免疫抑制剤（イムラン一日５０ミリグラム）も切れれば良いと願っているのですが……。

体調がよくなれば気分も楽になれます。笑うことも多くなりました。今の私にとって、鈴木先生のサプリメントは体にとってはもちろんの事、心の強い支えでもあるのです。病気と共に歩いた人生ですが、不思議と悔いはないのです。やり残したと思える事は何にも無いのです。これは、病を得たからこそ、可能性に挑戦し続けて来たからこそかなと自分なりに解釈しております。

8年前、ワイキキのホテルの窓から、ダイヤモンドヘッドを眺め、溜め息をついていた自分を思い出しております。病状悪化で、ドクターストップがかかっていたのですが、娘の結婚式でもあったので無理を押して行ったのです。遠くハワイまで。あのお電話を通しての穏かな鈴木先生を想う時、その光景が映像として重なります。

まだまだ課題は山積しております。

決して神経症状等が取れた訳ではありません。でも人の体は未知の部分が多いものだと思います。可能性は充分あると信じて一日一日を自分らしく精一杯生きていくつもりです。

（滋賀県在住60歳代女性　N・N）

著者紹介

ドクター・ベンジャミン鈴木
１９３５年生れ。５８年早稲田大学第一法学部卒業。
総合商社食品開発課長を経て日米合弁企業マーケティング担当取締役、日独合弁企業社長を歴任。のち脳血栓に倒れる。アリゾナ州（American College Of Naturopath）ゲリー・マーチン博士の指導によるビタミン・ミネラルの大量投与法を実践して健康の回復に成功した。その間研究者として「ミネラル・バランス」を専攻。１９８５年全米ハーブ業界のトップ企業、米国ネーチャーズサンシャイン社日本代表を務めた後、１９８８年米国エルダース栄養科学研究所を設立して独自ブランド「M10―８」シリーズのサプリメントを開発。年齢が高くなる程安価に購入できるという独自の「シニアディスカウントシステム」を導入、好評を博している。
米国栄養薬理学会会員、栄養学博士（Ph.D.in Metabolic Nutritional Science）

病院にかからない健康法

ドクター・ベンジャミン鈴木

著者は、西洋医学や現代栄養学の間違いを正確に指摘している。ロスチャイルドとロックフェラーによる世界支配と日本支配、そして人類の人口削減計画に沿って、医学においては、治療薬が病気の原因になっている日本の現状をよく捉えている。このことはＷＨＯの予防接種が行われた地域とエイズ患者が多い地域とが正確に一致している事実とよく似ている。外国資本の利益のために、厚生省は非加熱製剤の輸入を続け、日本国民が犠牲になった経緯がある。今日あらゆる製品に石油化学合成物質が入り込んでいるのは、石油利権の利益になるからであろう。（明窓出版ＨＰレビューより）

子供をアレルギーにした牛乳／アガリクス発ガン物質説／増える「カビ症候群」／あらゆる病気の原因は活性酸素にある／日本の最後の日／日本の腐敗は止まらない／運勢はミネラルで変えられる／死は腸から始まる／ミネラル・バランスは生命の基本／すべての病気は腸から始まる／食事の改善と工夫／糖尿病と診断されて／50歳を越したら知っておきたい「過酸化脂質」／過酸化脂質～ガンを解くキーワード／生命を作り出すプロセスに「薬」は介在しない／糖尿病のためのサプリメント／恐ろしいファーストフード

定価1365円

癒《いや》されざる者《もの》

健《すこ》やかなるを歓《よろこ》び、病《や》めるものを癒《いや》せ

ドクター・ベンジャミン鈴木《すずき》

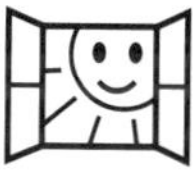

明窓出版

平成二十三年七月一日初刷発行
発行者――増本　利博
発行所――明窓出版株式会社
〒一六四―〇〇一二
東京都中野区本町六―二七―一三
電話　（〇三）三三八〇―八三〇三
FAX　（〇三）三三八〇―六四二四
振替　〇〇一六〇―一―一九二七六六
印刷所――シナノ印刷株式会社
落丁・乱丁はお取り替えいたします。
定価はカバーに表示してあります。

ISBN978-4-89634-287-1
ホームページ http://meisou.com

無限意識

佐藤洋行

『無限意識』は「常識を打ち破りたい」という著者の強い思いから完成しました。本書には、イエスキリストや釈迦等の知られざる真実が書かれています。衝撃的な内容ですが、単なる歴史書ではありません。世界中のワンダラー達へのメッセージです。過去のどんなに偉大な指導者達も、この世に地 上天国をつくるという目的を達成することはできませんでした。地上天国とは一人一人の心の持ちようで決まります。新しい時代に向けた、必読の本です。

第1章　地球の時間の始まりとアセンション／第2章　地球のヒューマノイドが出現する前の話／第3章　地球人類創造プロジェクト／第4章　地球文明の興り／第5章　レムリア・アトランティス文明／第6章　アマゾンのメル文明／第7章　第7文明の歴史／第8章　何故7回目の文明なのか？／第9章　エジプト文明の真実／第10章　アクエンアテンの真実／第11章　出エジプトの真実／第12章　古代の意識のレベル／第13章　第7文明の宗教の起源／第14章　レムリアの名残　日本にて／第15章　ヤハヴェとバール／第16章　ゴータマ・シッダールタ（釈迦）／第17章　ソクラテス／第18章　イエショア・ベン・ジョゼフ（イエス・キリストと呼ばれる人）／第19章　この世界における聖者／第20章　預言者／第21章　空　海／第22章　聖徳太子／第23章　魔女狩り／第24章　フリーメーソン／第25章　善悪の彼岸／第26章　善悪の境、愛の学び／第27章　直線は存在しない／第28章　ヨブ記の一説の解説／第29章　提　言

定価1470円